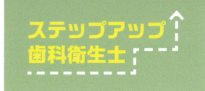

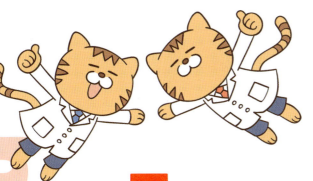

7Stepで挑戦!
ザ・シャープニング

池田歯科クリニック・歯科衛生士
佐藤昌美 著

THE SHARPENING

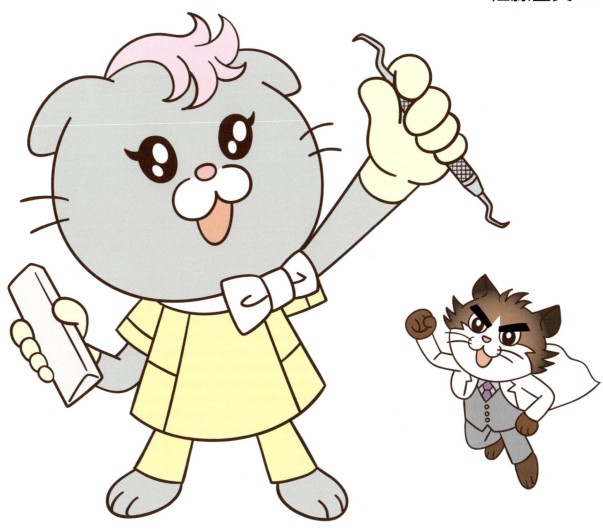

医歯薬出版株式会社

This book was originally published in Japanese
under the title of :

STEPPU-APPU SHIKAEISEISHI
7 SUTEPPU DE CYŌSEN ZA - SYĀPUNINGU
— PURĀKUKONTORŌLU TO DEBURAIDOMENT
（Dental Hygienists Step-up Series
The Instrument Sharpening – 7 steps to becoming a professional）

Editor :
SATO, Masami
　　Dental Hygienist

© 2017　1st ed.

ISHIYAKU PUBLISHERS, INC.
　　7 - 10, Honkomagome 1 chome, Bunkyo - ku,
　　Tokyo 113 - 8612, Japan

はじめに　〜なにする？どうする？シャープニング〜

「シャープニングをしたのにスケーラーが切れない！」
「教科書を読んでもよくわからない・・・」
と悩むことはありませんか？
「講習を受けても上手くならない！」
「練習をしても投げ出してしまう・・・」
そういう経験からグレーシータイプのキュレットスケーラーの
シャープニングは難しいと思っていないでしょうか？
実際，筆者は歯科衛生士専門学校を卒業してから
シャープニングをマスターするまでに 7 年間かかりました．

　本書は，筆者の経験をもとにして，シャープニングのテクニックを身につけるためのコツを，各部ごとに 7 つの Step にまとめています．
　第 1 部は，シャープニングについての知識と技術を確認するパートです．各 Step を順番にクリアすると，7Step 後にシャープニングをする準備が整うように工夫しています．Step1 では，グレーシーキュレットの切れる・切れないを点検します．Step2 では，グレーシーキュレットの構造と各部位の名称を確認します．Step3 では，グレーシーキュレットの特徴とシャープニングをする刃部について説明します．Step4 では，刃部の側面をシャープニングする方法と砥石，器具の持ち方を解説します．Step5 では，シャープニングをする時の砥石の使い方を確認します．Step6 では，分度器を使って刃部に対する砥石の当て方を解説します．Step7 では，シャープニングに前向きに取り組む方法を紹介します．
　第 2 部は，グレーシーキュレットの第 1 シャンクに注目して，刃部の側面と先端をシャープニングするパートです．Step1 では，グレーシーキュレットをシャープニングする手順を確認します．Step2 では＃ 6，Step3 では＃ 5 を使って，本書のシャープニングの基礎になるテクニックを解説します．砥石の使い方に慣れたら，応用の Step up 編に"挑戦"してください．Step4 〜 Step7 では，頸部が立体的に屈曲したグレーシーキュレットのシャープニングを練習します．Step4 は＃ 12，Step5 は＃ 11，Step6 は＃ 14，Step7 は＃ 13 をシャープニングする時のコツを述べています．
　第 3 部は，症例の経過から歯周基本治療の効果を学ぶパートです．筆者がこれまで担当させていただいた 7 名の患者さんの歯肉，歯周ポケットの深さ，歯槽骨などの変化をまとめました．切れるスケーラーを使って SRP をした後の歯周組織の変化と合わせて，筆者の臨床での経験を紹介します．

　皆さんをナビゲートするのは 7 人のキャラクターです．シャープニングをマスターするために何をしたらよいのか，どうしたらよいのかを考えるヒントをくれると思います．

　シャープニングは，日々の経験の積み重ねのなかで身についてゆくスキルです．コツがわかればシャープニングは上手にできます．ときに苦手だなと思うシャープニングのスキルアップに，是非"挑戦"して下さい．

2017 年 5 月

佐藤 昌美

プロローグ
～どうしてシャープニングをするの？～

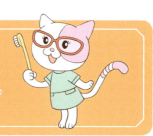

ハイジニャンと Dr. ニャンが参加しました

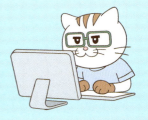
Dr. ニャン
……ハイジニャン

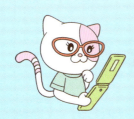
ハイジニャン
どうしました？ Dr. ニャン

Dr. ニャン
僕と一緒に仕事をしているニャーカンサスなんだけど……

ハイジニャン
ニャーカンサスは卒後 3 年目でしたね

Dr. ニャン
ちょっと相談にのってくれるかな

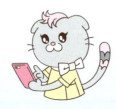

ニャーカンサスが参加しました

ニャーカンサス
ハイジニャン！！！　スケーリングとルートプレーニングをしたけど
患者さんの歯周病が治らないの！！！

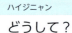
ハイジニャン
どうして？

ニャーカンサス
たぶん歯周ポケットが 5mm 以上で深いせいもあるし……
臼歯部にスケーラーをうまく届かすことができていないこともあるし，
歯が動いて歯石がしっかり取れないこともあるし……

ハイジニャン
スケーラーは何を使っているの？

ニャーカンサス
グレーシーキュレットを使ってて……，
でも歯石を取っても変わらないの

ハイジニャン
私もそういう時期があったわ

ニャーカンサス
本当！！！？？？　その時どうしたの？？？

ハイジニャン
スラッジ教授にシャープニングを教えてもらってね

ニャーカンサス
シャープニング？？？？

ハイジニャン
そう，スケーリングとルートプレーニングがきちんとできる
鋭いスケーラーを作る練習をしたわ

ニャーカンサス
鋭いスケーラー？？どうして？？？

ハイジニャン
その時はシャープニングができなくて切れないスケーラーを
使っていたの．そのせいで歯石が取れなかったから歯周病が
治らなかったのよ．
ニャーカンサスはどう？　シャープニングを上手にできる？

ニャーカンサス
……実は苦手なの，教えてもらったとおりにしているつもりだけ
ど，できているかどうか自分じゃわからないし……

ハイジニャン
スケーラーが鋭くないと，歯石はきちんと取れないのよ

ニャーカンサス
どうしたらいいの？

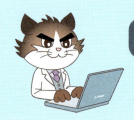

スラッジ教授と Dr. シャンク & Dr. ブレードが
参加しました

スラッジ教授
ハイジニャン，何か困ったことがあったかね？

ハイジニャン
スラッジ教授，シャンク先生とブレード先生，彼女が昔の
私のようにシャープニングが苦手のようなんです

Dr. シャンク
ニャーカンサスさん，もう一度勉強したほうがいいですよ

Dr. ブレード
僕たちがお手伝いしましょう

ニャーカンサス
本当！？　シャープニングができるようになるの？

スラッジ教授
待ちなさい，ミス ニャーカンサス．まずはどうしてシャープニン
グをするのか理解しなくてはいけないよ

ニャーカンサス
はい，教授

スラッジ教授
スケーリングとルートプレーニングを効果的に行うには，
鋭いスケーラーを使う必要があるね

Dr. シャンク
鋭いとはスケーラーの刃部が鋭利であることを指します．
切れるとも言いますね

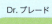

Dr. ブレード
鋭い，切れるスケーラーを使うことはスケーリングとルートプレー
ニングを効率よく行い，治療効果を高めるためにとても大切です

スラッジ教授
切れるスケーラーによって歯石除去は簡単になり，スケーラーの
操作はより正確になるからね．治療時間が短縮すると，自分の疲
労や患者さんの不快感が軽くなるのも良い点だよ．
だがね，スケーラーの刃部は使っているうちに摩耗してしまう．
わかりやすく言うとすり減ってしまうのだよ
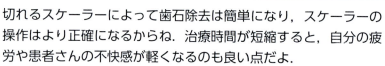

Dr. シャンク

鋭さを失った刃部は，歯石除去の効率が低下します

Dr. ブレード

ときには切れないために，何かの拍子でスケーラーを滑らせて歯周組織を傷つけてしまうかもしれません

スラッジ教授

また，治療の期間が長くなると，患者さんは不安を感じるようになるかもしれないね．どうしてシャープニングをするかというと，そのようなことがないよう，スケーラーの鋭さを保つためにシャープニングをするのだよ．
わかったかね？ミス ニャーカンサス

ニャーカンサス

はーい

ハイジニャン

ではスラッジ教授，彼女をよろしくお願いします

本書に登場するキャラクター   **New Characters**

ハイジニャン
歯周基本治療の
スペシャリスト

さとちゃん
根分岐部病変に
挑戦する
歯科衛生士

Dr. ニャン
ハイジニャンの上司
スラッジ教授と
同級生

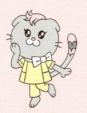
ニャーカンサス
ハイジニャンの後輩
Dr. ニャンをよく悩ませている

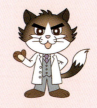
スラッジ教授
ニャーカンサスを
指導する大学教授
Dr. ニャンの同級生

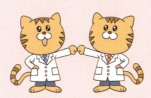
Dr. シャンク／Dr. ブレード
スラッジ教授の助手
双子の兄弟
Dr. シャンクは沈着冷静
Dr. ブレードは論理的

シャープニングをするまえに
～感染予防対策，器材の滅菌・消毒・洗浄，管理～

　シャープニングを行ううえで，“感染予防”[1] への取り組みは非常に重要です．スケーリング・ルートプレーニング（以下 SRP）に使用する器材は，術中に血液や体液などが付着し感染性を有するものです．熱処理に耐えられるハンドスケーラー（以下スケーラー）は高圧蒸気滅菌[2] が可能です．砥石を含めた SRP に使用する器材の滅菌・消毒・洗浄の方法は，製造元が推奨する方法を確認しましょう．

　一般的に，器具は使用後すみやかに流水で洗浄して（一次処理），その後滅菌処理（最終処理）を行います[2]．器具に付着した感染性物質[3] の除去は，超音波洗浄器で洗浄したあとに流水下で水洗する方法などがあります[4]．

　洗浄した器具は完全に乾燥したあとに，滅菌バッグなどを用いて包装し，密閉します．その後，滅菌（高圧蒸気滅菌や乾熱滅菌など）を行い，滅菌終了後に保管します[1,2,3,4]．どの工程でもグローブを着用し，手指の損傷を予防しましょう．プラスチック製のテストスティック[5] のような熱処理に耐えられない器材の滅菌方法については，『ウィルキンス 歯科衛生士の臨床 原著第 11 版』（医歯薬出版，2015）[4] を参照してください．

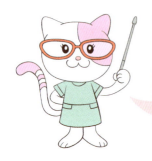

　シャープニングをする時は，滅菌済みのスケーラー，砥石，テストスティック，砥石に塗布する潤滑剤[6] を用意し，手指を保護するためにグローブを着用します．また，マスクや防護用メガネ，防護衣なども準備してください（本書では写真撮影のためグローブのみを着用しています．潤滑剤が滅菌されていない場合は，シャープニングをしたスケーラーと砥石，その他の器具の滅菌を再度行い，使用に備えましょう[7]．

参考文献
1) Esther M.Wilkins：石川達也（校閲），布施祐二，眞木吉信，松井恭平，松崎 晃（監訳）：歯科衛生士の臨床 原著第 9 版．医歯薬出版，東京，2008，68-88.
2) 全国歯科衛生士教育協議会（監修）：申 基喆ほか：最新歯科衛生士教本 歯周病学 第 2 版．医歯薬出版，東京，2015，196-197.
3) Sherry Burns：熊谷 崇（校閲）：シェリー・バーンズのペリオ急行へようこそ！－非外科的歯周治療ガイド－．医歯薬出版，東京，2004，86-92.
4) Esther M.Wilkins：遠藤圭子，中垣晴男，西真紀子，眞木吉信，松井恭平，山根 瞳，若林則幸（監訳）：歯科衛生士の臨床 原著第 11 版．医歯薬出版，東京，2015，70-76.
5) Esther M.Wilkins：遠藤圭子，中垣晴男，西真紀子，眞木吉信，松井恭平，山根 瞳，若林則幸（監訳）：歯科衛生士の臨床 原著第 11 版．医歯薬出版，東京，2015，549.
6) 立澤敦子：Basic グレーシーキュレットテクニック．医歯薬出版，東京，2009，40.
7) Esther M.Wilkins：石川達也（校閲），布施祐二，眞木吉信，松井恭平，松崎 晃（監訳）：歯科衛生士の臨床 原著第 9 版．医歯薬出版，東京，2008，650-651

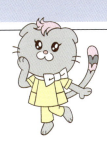

7Stepで挑戦！ ザ・シャープニング
CONTENTS

プロローグ
シャープニングをするまえに

エピローグ
付録　ダブルチェック
本書で使用している器材

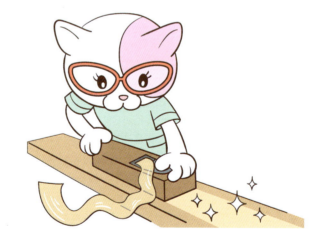

＊本書では細菌性の慢性歯周炎を「歯周病」とよびます.
＊本書に掲載している口腔内写真の側方面観はミラー像です.
＊本書の写真はすべて医療法人社団 池田歯科クリニックの許諾を得て掲載しています.

Design／solo　　　Illustration／サンゴ，青木出版工房

第1部 シャープニングについて

ハイジニャン

シャープニングを勉強するうえで，一番大切なのがこれから始める7つの Step よ．簡単に思えても，必ず順番に Step を積み上げましょうね

ニャーカンサス

早く練習したいのに…

ハイジニャン

7つの Step を確認しないでシャープニングをしてはいけません．約束して ニャーカンサス

ニャーカンサス

わかっている Step は飛ばしちゃダメ？

ハイジニャン

1つの Step を踏まえないで次に移ってはダメ．それぞれの Step がわかっている なら，もっと理解を深めてから次に進みましょう．それは決して遠回りじゃないのよ

ニャーカンサス

本当？ハイジニャン？

ハイジニャン

7つの Step をクリアするごとに，シャープニングができる自分に近づくの．信じてニャーカンサス

ニャーカンサス

はーい

Step 1　シャープニングってなに？
～切れるスケーラー，切れないスケーラー

　ハンドスケーラー（以下，スケーラー）のシャープニングテクニックは歯科衛生士にとってなくてはならない技術です．スケーリング・ルートプレーニング（以下，SRP）をするうえで，スケーラーのシャープニングは欠かせません．患者さんにこれから使う，または使っているスケーラーは鋭さを保つために必ずシャープニングをします．

　本書では，鋭いスケーラーを"切れるスケーラー"，鋭くない（鈍い）スケーラーを"切れないスケーラー"とよびます．本書でとりあげるグレーシータイプのキュレットケーラー（以下グレーシーキュレット）のシャープニングをする前に，グレーシーキュレットの"切れる"，"切れない"の違いを理解しましょう．

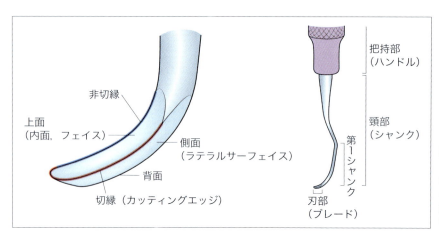

図1　グレーシーキュレットの各部分
オリジナルのグレーシーキュレットは，7対の左右対称のキュレットが一組になっている[1]．

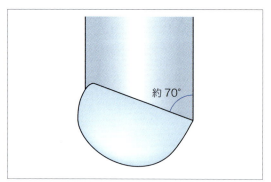

図2　第1シャンクに対する上面の角度（正面から見た図）：約70°

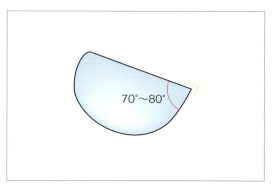

図3　切縁の角度（刃部の断面図）：70°～80°

ミス ニャーカンサス，“切れる”と“切れない”を点検するために知っておくべきことは何かな？

えーと，感染予防とか，スケーラーの持ち方とか？

感染予防はとても大切なことだが，まずはグレーシーキュレットについて知らなくてはいけないね．シャンク先生とブレード先生に解説してもらおう．

グレーシーキュレットは，刃部（ブレード），頸部（シャンク），把柄部（ハンドル）で構成されています[2]（図1）．把柄部はスケーラーを把持する部分，頸部は把柄部と刃部を連結する部分，刃部はSRP中に作業をする部分です．

刃部には切縁（カッティングエッジ）と非切縁（ノンカッティングエッジ），上面（フェイス），側面（ラテラルサーフェイス），背面があります．上面（フェイス）は内面ともよばれます（図1）[3][4][5]．切縁は刃部の上面（フェイス）と側面が70°〜80°で一線で交わり形成されています[4][6]．刃部の“切れる”と“切れない”は切縁で見分けます．

切縁ってどこなの？

では刃部のどちらが切縁か非切縁かをしっかり確認しましょう[5]．まずは刃部に近い第1シャンク（ローワーシャンク[7]）に注目します．

刃部の上面（フェイス）は第1シャンクに対して60°〜70°傾斜しています[8][9][10]（一般的にこの角度は約70°といわれています[4][5]）（図2）．
これを傾斜している刃（オフセットブレード[9]）といい，傾斜して低いほうが切縁になります．

ミス ニャーカンサス，“切れる”，“切れない”の違いは切縁の角度にあるのだよ．切れるスケーラーの切縁は70°〜80°だが（図3），SRPをして切縁が摩耗すると角度が変化してしまうために切れなくなるということだね．
では，プラスチックのテスターを使って切縁の“切れる”，“切れない”を点検しよう．

触覚による切縁の"切れる","切れない"の評価

　本書ではプラスチックのテスターを使って，触覚でグレーシーキュレットの鋭さを評価する方法をご紹介します[11]．評価の前に必ず刃部の切縁と非切縁を確認してください（⇒切縁については Step2，3，4 で解説）．

1　グレーシーキュレットは利き手で執筆法の変法で把持します[12]（図4，5）．
　テスターは縦にして，反対の手の親指と人差し指でしっかり持ちましょう．

2　テスター上にフィンガーレストの位置を求めます[13) 14)]．

3　グレーシーキュレットの第1シャンクをテスターに対して平行に位置づけて，刃部の切縁をテスターの表面に軽く押し当てます（図6）．
　　この時の切縁は SRP の操作角[15]になっています．

4　切縁がテスターの表面にくいこむかを，触覚で確認します（図7，8）．
　　切れる切縁の時は，テスターの表面に小さな傷ができます[16]．切れない切縁はくいこまないため，テスターの表面を滑る感触があります[17]．

5　"切れる","切れない"の点検は，切縁の一部だけでなく刃部のヒール（かかと）からトウ（つま先）の切縁全体をくまなく行います（図9）．

　刃部の切縁全部を点検して切れなかったら，シャープニングするのね．

　そのとおり．すり減って変化した切縁を 70°〜 80°にするのが上手なシャープニングだよ．

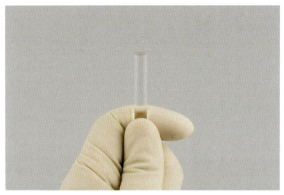

図4 テスターを持っている利き手と反対の手

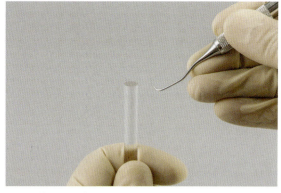

図5 利き手でグレーシーキュレットを執筆法の変法で持つ

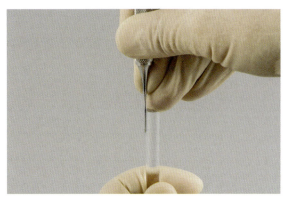

図6 第1シャンクをテスターに対して平行に位置づける

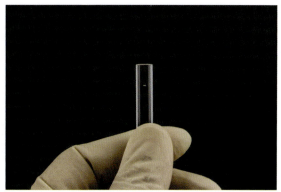

図7 テスター表面の傷

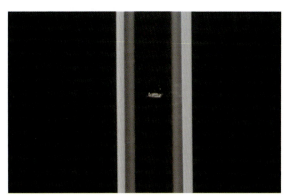

図8 テスター表面の傷（拡大）

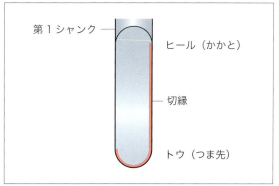

図9 刃部を上から見た図
切縁全体を点検する.

第1シャンク

ヒール（かかと）

切縁

トウ（つま先）

Step 2　グレーシーキュレットの構造

1　把柄部（図 10）

スケーラーを把持する部分です．

2　頸部（図 11，12）

把柄部と刃部を連結する部分です．グレーシーキュレットの頸部の角度は，番号によって異なります．一般的に前歯部用の頸部は短く屈曲が少なく，臼歯部用の頸部は長く立体的に屈曲しています[3][18]．どの番号も刃部に近い第1シャンクに注目すると，シャープニングがしやすくなります．

3　刃部（図 13，14）

作業を行う部分で，作業部ともいいます[7]．根面に接する部分が切縁，反対側は非切縁です．刃部には上面（フェイス），側面，背面があります[3][4]．第1シャンクと繋がる根元はヒール（かかと），先端はトウ（つま先）とよびます[3][5][19]．

横から見ると，刃部の形はスプーン状で先端が丸くなっています[20]．また，先端になるに従って刃部の厚みは変化します．

断面の形はほぼ半円形で，上面（フェイス）と側面が一線で交わり，形成される切縁の角度は 70°〜80° です[4][6]．ただし，刃部の厚みが変化する先端の切縁の角度は，一般的に 45° になります[5][21][22]．

※グレーシー博士が考案したグレーシーキュレットは，オリジナルデザインを受け継いで，現在，各社がそれぞれに製造しています[1]．刃部の正確な切縁の角度については，各製造元に確認してください．

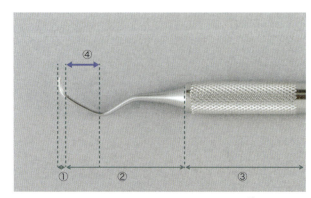

図 10　キュレットスケーラーの構造と各部の名称[7]
①刃部（ブレード），②頸部（シャンク），③把柄部（ハンドル）
④第1シャンク（ローワーシャンク）

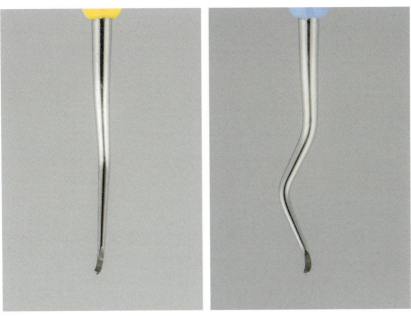

図11　#5：前歯部用　　　　　　　　図12　#13：臼歯部用

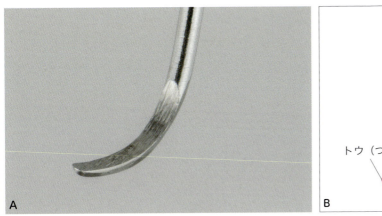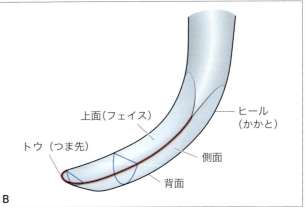

上面（フェイス）　　　ヒール（かかと）

トウ（つま先）

側面

背面

B

図13　横から見た刃部の写真（A）と図（B）

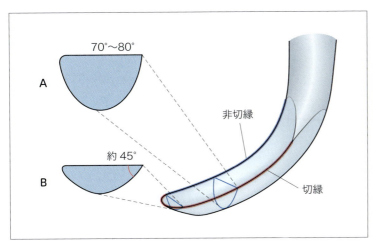

70°～80°

A

非切縁

約45°

B

切縁

図14　刃部断面図（側面と先端の切縁の比較）
A：側面の切縁（70°～80°）
B：先端の切縁（45°）

Step 3 グレーシーキュレットの特徴と刃部

1 特徴

グレーシーキュレットは，歯肉縁下に届かせやすく根面に当てやすいように，第1シャンクに対して刃部の上面（フェイス）が傾斜していたり，頸部が屈曲しています．また，背面が丸く処理されているのも特徴です[23]．

1 グレーシーキュレットは部位特定型[1][5][19][20] です．各キュレットを歯種ごと歯面ごとに使い分けます．

グレーシー型のオリジナルは7本セットで，刃部それぞれに1〜14の番号がついています[24]（**図15**）．番号によって使用する部位が，歯種ごと，歯面ごと（前歯部，前歯部と小臼歯部，臼歯部の頬側・舌側面，臼歯部の近心面，臼歯部の遠心面）に決まっています[1][5][19][24]．

2 刃部が傾いています．

刃部の上面（フェイス）は，第1シャンクに対して60°〜70°の角度（以下約70°）傾いています（**図16，17**）．これを傾斜している刃（オフセットブレード）といいます[9][19]．

第1シャンクに対する刃部の上面（フェイス）の傾きは，前歯部用，小臼歯部用，臼歯部用いずれも約70°です．

＃5と＃13の頸部の形は違うけど，どうやって刃部の傾きを確認するの？

ミス ニャーカンサス，大変よい質問だね．では，それぞれの第1シャンクに注目しよう．刃部の傾きを見やすくするには，第1シャンクを床面（以下，床）に対して垂直にするとよいのだよ（**図18，19**）．

グレーシーキュレットを持って，第1シャンクを床に垂直（90°）にするのね！

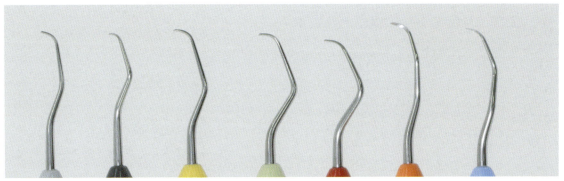

図15 7対の左右対称のキュレットスケーラー（LM グレーシーキュレット：LM インスツルメンツ社）
左から #1，#3，#5，#7，#9，#11，#13
※ LM グレーシーキュレットは第1シャンクに対する刃部の傾きが 70° で製作されています．

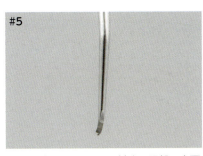
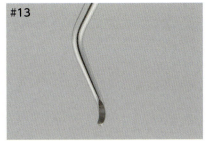

図16 第1シャンクに対する刃部の上面（フェイス）の傾き：約 70°
#5：前歯部と小臼歯部用
#13：臼歯部の遠心用

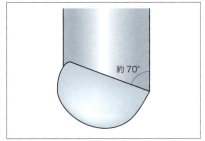
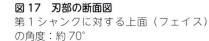

図17 刃部の断面図
第1シャンクに対する上面（フェイス）
の角度：約 70°

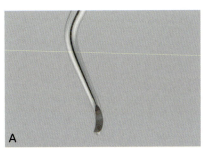
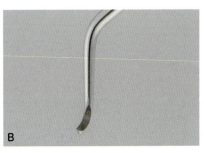

図18 複屈曲 [3] [18] の頸部を持つグレーシーキュレットの刃部の傾きの確認（#13）
A：#13（臼歯部の遠心用）
B：#13 の第1シャンクを床に対して垂直（90°）にする．

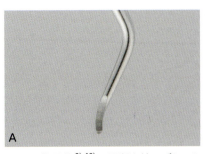
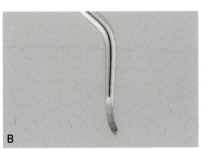

図19 複屈曲 [3] [18] の頸部を持つグレーシーキュレットの刃部の傾きの確認（#14）
A：#14（臼歯部の遠心用）
B：#14 の第1シャンクを床に対して垂直（90°）にする．

3 刃部の片側のみに切縁があります．

グレーシーキュレットの切縁は片側のみにあります[1]．第1シャンクに対して約70°傾いている刃部の上面（フェイス）の低いほうが切縁です（**図20**）．

頸部が立体的に屈曲している複屈曲[18]の場合は第1シャンクを床に対して垂直（90°）にした時に，刃部の上面（フェイス）が下がっている側が切縁です[24]．

オリジナルの7対のグレーシーキュレットは，左右対称に #1 〜 #14 の番号がつけられています．把柄部を把持して，床に位置するほうの刃部の先端を自分側に向けた時，奇数番号の切縁は右側にあります．偶数番号の切縁は左側にあります（**図21 〜 23**）[19]．

ニャーカンサス，切縁と非切縁を見分けられる？

もちろん！

じゃあ，#5 の切縁はどっち？

…あれ？

わかったつもりになってはダメ，そういう時は Step2 と 3 に戻ってね．

はーい

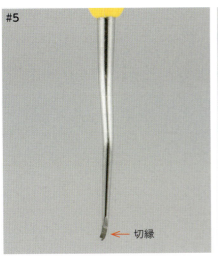
#5

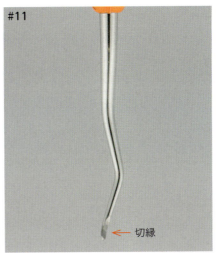
#11

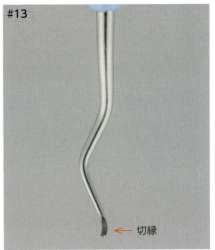
#13

← 切縁

図20　刃部の切縁は片側のみにある
#5：前歯部と小臼歯部用
#11：臼歯部の近心用
#13：臼歯部の遠心用

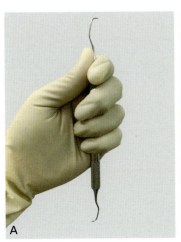
A

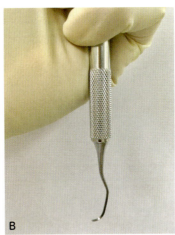
B

図21　スケーラーの把持
A：把柄部を床に対して垂直（90°）に持つ.
B：下側に位置する刃部の先端を自分側に向ける.

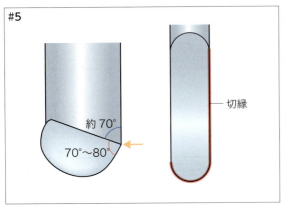
#5

約70°
70°〜80°
切縁

図22　奇数番号（#5）の刃部を拡大した図
切縁は右側にある.

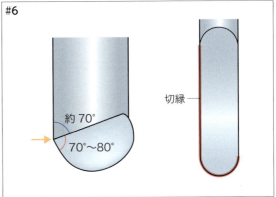
#6

約70°
70°〜80°
切縁

図23　偶数番号（#6）の刃部を拡大した図
切縁は左側にある.

2 刃部（ブレード）

1 刃部を正面と上からズームアップ　〜側面と先端

　刃部を正面から見ると第1シャンクに対して，上面（フェイス）が傾いています．刃部を上から見ると，第1シャンクから続く側面は直線に見えます[25]．左右の側面をつなぐ先端はアラウンドトウとトウで連続して丸い形態になっています[5][21]（**図24**）．

2 刃部を横からズームアップ　〜切縁と非切縁

　刃部を横から見ると，先端に向かって刃部の厚みは徐々に薄くなっています．刃部は第1シャンク寄りのヒール1/3，中央部のミドル1/3，先端寄りのトウ1/3の3つの部分に分けられます[5][26][27]．切縁は第1シャンク寄りのヒールからトウへつながり，丸みを帯びたトウをまわりこみ反対側の非切縁まで続きます[22][28]（**図25**）．

3 刃部の断面をズームアップ　〜側面と先端の切縁の角度

　刃部の厚みはヒールからトウに従って薄くなります．切縁の角度は，一般的に側面約70°から先端約45°へ変化します[5][22]（**図26**）．
※側面と先端の切縁は，各製造メーカーによって，70°〜80°の範囲で製造されています[29]．
　正確な角度については製造元に確認してください．

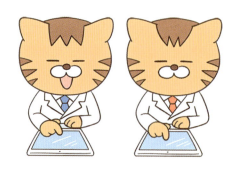

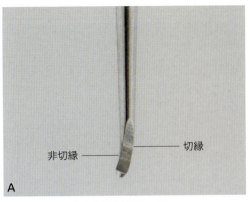

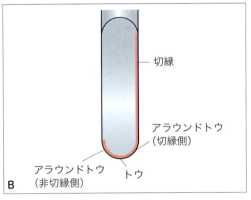

図24　正面と上から見た刃部：#5
A：切縁と非切縁
B：刃部を上から見た拡大図

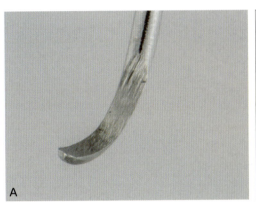

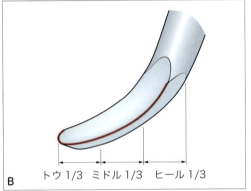

図25　横から見た刃部：#5
B：#5 刃部を横から見た拡大図

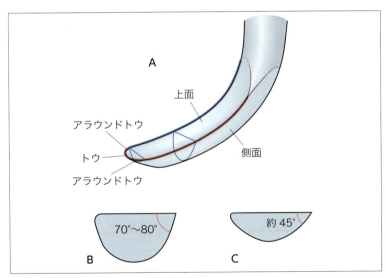

図26　刃部を横から見た拡大図と刃部の断面図
A：刃部の厚みの変化
B：刃部側面の断面図（切縁の角度 70°〜 80°）
C：刃部先端の断面図（切縁の角度約 45°）

Step 4　シャープニングの方法と砥石，器具の持ち方

　グレーシーキュレットのシャープニングは，砥石を固定して行う方法，器具を固定して行う方法，上面（フェイス）を研ぐ方法，側面（ラテラルサーフェイス）を研ぐ方法などがあります [21) 28) 30) 31)].

どの方法でシャープニングをするといいの？

シャープニングをどの方法でしても，できるだけ刃部本来の形を保ちながら，切れる切縁（側面約70°，先端約45°）を作るのが望ましいね（⇒ Step2 を確認）.
砥石の持ち方や動かし方，利き手の使い方など，まず基礎になる技術を身につけることを目標にしよう.

■1 側面のシャープニング（図27, 28）

　SRP をして摩耗した切縁は，丸みを帯びて切れなくなります．側面のシャープニングは，刃部の側面を砥石で研磨して，切縁の角度を鋭くする方法です.

　本書では手用砥石（アーカンサスストーン：ジーシー社製）を使って，固定したグレーシーキュレットの刃部の側面をシャープニングします.

■2 砥石について（図29）

　砥石は，用途に応じた形，大きさ，粗さがあります [32]．目の粗い砥石は刃部を早く削ることに適していて，目が細かい砥石は刃部の削りすぎを防ぐのに効果的です [33]．砥石は洗浄・滅菌をして用います（p. viii参照）．また，砥石の種類に応じて水かオイル（潤滑剤）[33] を塗布して使いましょう [30) 32)].

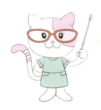

　砥石の種類や取り扱い方，洗浄，滅菌，使用後の管理については，『ウィルキンス 歯科衛生士の臨床 原著第11版』（医歯薬出版，2015）などの書籍で確認してください.

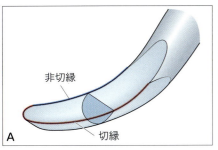
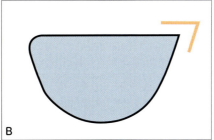
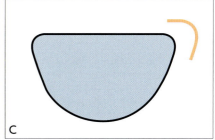

図27 鋭い切縁と摩耗した切縁の比較
A：刃部を横から見た図
B：刃部の断面図：鋭利（切れる）
C：刃部の断面図：鈍（切れない）

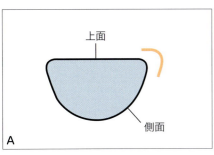
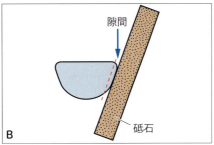
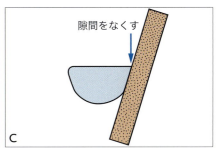

図28 側面のシャープニング：刃部の断面図
A：鈍な切縁
B：側面に砥石を当てる.
C：側面を研磨. 側面と砥石の隙間をなくす.

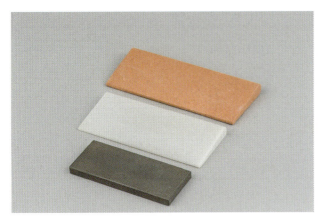

図29 各種砥石
上段：インディアナ砥石
中段：アーカンサス砥石
下段：セラミック砥石

③ 器具の持ち方

1　姿勢

器具を持つ時は，背筋を伸ばして肩の力を抜きます（**図 30**）．

シャープニングをする時に主に動かすのは，砥石を持つ側の手です（本書では右手）．砥石と刃部は常に適正な角度で接していることが大切なので，手の肘を軽く脇腹につけるようにして，脇を締めて両腕を固定しましょう．

2　グレーシーキュレット

刃部の切縁は刃物なので，手指を傷つけないように扱います．安全にシャープニングを行うには，利き手に砥石，利き手と反対の手にグレーシーキュレットを持つほうが望ましいでしょう（**図 31-A**）．

グレーシーキュレットは把柄部を掌握法（手の平全体で包んで握る持ち方）で把持し[12]，シャープニング中に落とさないようにします．左右対称で対をなす[4]グレーシーキュレットの把柄部を床に対して垂直（90°）に持つと，刃部は上と下に位置します．砥石は下側の刃部の側面に当てるので，右利きの場合は切縁を右側に向けます．

グレーシーキュレットは左右対称にそれぞれ奇数番号と偶数番号がついていて[19]（⇒ Step3 を確認），刃部の先端を自分側に向けると，奇数番号の刃部の切縁は右側になります．偶数番号の刃部の場合は切縁が左側になるため，刃部のヒール（かかと）を自分側に向けて切縁を右側にしてからシャープニングをします（**図 32**）．

3　砥石

基本は利き手に砥石を持ちましょう（**図 31-B**）．本書では『ウィルキンス 歯科衛生士の臨床　原著第 11 版』（医歯薬出版，2015）に掲載されている砥石の持ち方を推奨します[34]．

アーカンサス砥石のウェッジタイプ（巻末参照）は，砥石の長い 2 辺を指の腹で把持すると，上下に動かしやすくなります．

砥石を持つ時は，親指（第 1 指）を手前にして，その他の 4 本の指（第 2 指，第 3 指，第 4 指，第 5 指）で砥石を挟みしっかり把持します．その際，砥石と手の平の間に少し空間を作ると，砥石を操作しやすくなります．

使いやすい砥石ってどれなの？

砥石は自分の手になじむ形や、持ちやすい大きさなども考えて選ぶといいですよ．

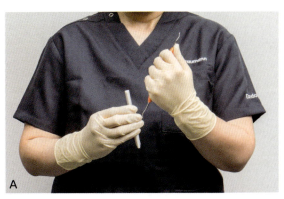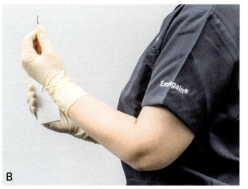

図30　シャープニングをする時の姿勢
A：正面. 肩の力を抜いて，両脇を締める.
B：側面. 背筋を伸ばして，腕を脇につける.

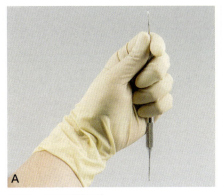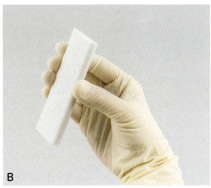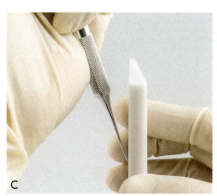

図31　器具の持ち方
A：把柄部を掌握法で持つ.
B：手の平と砥石の間にやや空間を作る.
C：左手にグレーシーキュレット，右手に砥石を持つ.

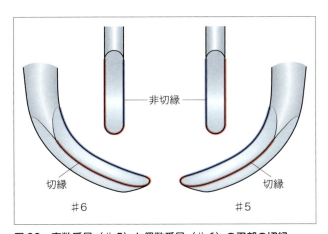

図32　奇数番号（＃5）と偶数番号（＃6）の刃部の切縁
奇数番号：刃部の先端を自分側に向けた時，切縁は右側にある.
偶数番号：刃部の先端を自分側に向けた時，切縁は左側にある.

Step 5 　シャープニングをする砥石の動かし方と側方圧

1 　砥石の動かし方

　シャープニングをする砥石の動かし方は，短く上下運動をする方法（図33）とダウンストローク（下方へのストローク）のみを行う方法（図34）があります[28) 35)]．

　一般的なのは，砥石を短く上下に動かし，ダウンストロークで終了する方法です[28)]〔先端の丸い部分は，砥石を側面の時よりも小さく細く動かします（図35）〕．

　砥石をダウンストロークのみで動かす方法では，砥石を切縁に沿わせながら下方向へ大きく動かし，このストロークを 2 〜 3 回繰り返します[35)]．

　どちらの方法も刃部に"wire edge"（シャープニングの際に形成される"まくれ"[28)]）という金属のバリを作らないように必ずダウンストロークで終了します[30) 36)]．

　また，刃部の原形を保つために，刃部に当てる砥石の角度を側面と先端の切縁に応じて変えながら動かします．

2 　砥石への側方圧

　刃部に当てた砥石へは，一般的に軽い側方圧[37)]を加えます．砥石を上下に動かす場合は，ダウンストロークの時に大きめの圧を加え[28)]，刃部の削りすぎを防ぐために砥石を強く押さえつけないようにします[30)]．

　また，砥石への側方圧は刃部の側面と先端に応じて加減します．側面をシャープニングする時は軽い力をかけて砥石を動かし[30)]，先端はさらに軽い圧にするために力を抜いて砥石を動かして，刃部の形を変えないようにします（⇒ Step3 を確認）（図35）．

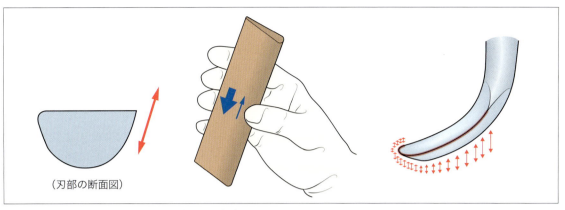

図33　砥石の動かし方：短い上下運動を行う方法
刃部の赤矢印は短い上下運動と砥石の動かす幅を示している.

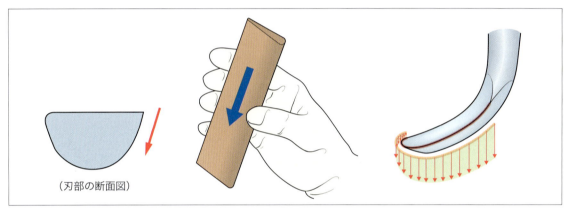

図34　砥石の動かし方：ダウンストロークのみを行う方法
刃部の赤矢印は下方向への連続した1ストロークを示している.

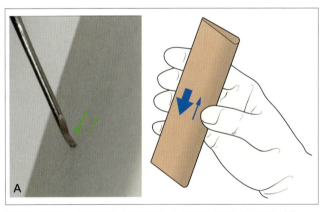
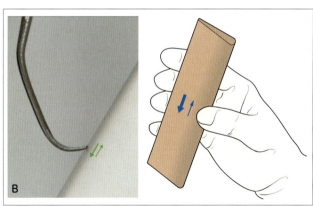

図35　砥石への側方圧（砥石を短く上下運動する方法の場合）
A：側面（軽く圧を加えて砥石を動かす）
B：先端（側面の時よりもさらに軽い圧にする）

Step up 編

 砥石は刃部のどこから当てて動かすの？側面？先端？

 ニャーカンサスさん，刃部のヒール，ミドル，トウ（図36）は覚えましたか？

 もちろん！第1シャンク寄りがヒールで，先端寄りがトウ！（⇒ Step3 参照）

 最初は #6 の刃部のヒールに砥石を当ててトウへ向かって動かす方法をマスターしましょう．

 #6 の刃部の側面から先端へは砥石を "動かしやすい" ですからね．

 #5/6 の把柄部を持ってください．下側にある #6 の刃部の先端は自分側に向いてますね．切縁は右と左どちら側ですか？

 偶数番号の時は左側！[19]（⇒ Step4 参照）

 そうです．ニャーカンサスさんは右利きですから，#6 の切縁を砥石を持つ右側に向けます．

 刃部のヒールを自分側に向けるのね（図37）．

 砥石をヒールに当ててからトウの方向へ動かしましょう（図38）．詳しくは第2部で練習します．

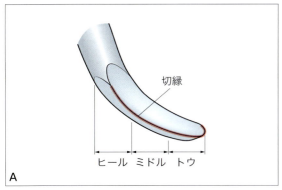

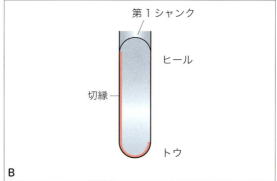

図36 刃部のヒール，ミドル，トウ
A：ヒール，ミドル，トウ
B：刃部を上から見た図

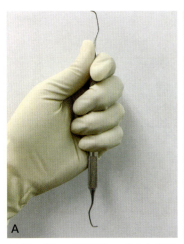

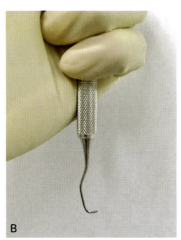

図37 #6の刃部のヒールを自分側に向ける
A：#5/6を把持する
B：#6の刃部

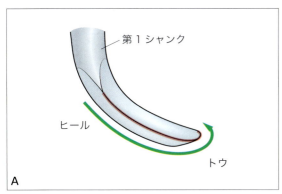

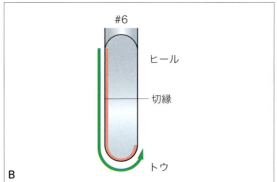

図38 砥石をヒールからトウの方向へ動かす
A：偶数番号の刃部のヒールを自分側に向けた状態
B：刃部を上から見た図

#5 はどうするの？

#5 の刃部の先端が自分に向いている時（図 39），切縁はどちら側ですか？

奇数番号の時は右側！ [19]（⇒ Step4 参照）

一般的に，砥石はヒールからトウへ向かって動かします（図 40）[21][22][33].

うーん，#5 はヒールからトウで砥石の角度を変えるのって，難しい．
砥石を持つほうの手首をうまく動かせない…

人間工学的 [38][39][40] に考えると，刃部の先端が自分に向いている時に，砥石を側面から先端へ向かって動かすのは "しにくい" 作業かな？

そういう時のために，砥石をトウからヒールへ向かって動かす方法もあります（図 41）.

手首には関節可動域 [41] という関節が動ける範囲があってね，砥石を持った時の手は，親指側よりも小指側の方向へ大きく動かしやすいはずだよ [40][41][42].

あ，トウに当てた砥石をヒールへ動かすほうが，シャープニングしやすいかも．

人によってやりやすい方法はさまざまだが，手首などに負担をかけないようにシャープニングをすることが大切だね．とにかく，砥石は切縁に沿わせて動かすことを忘れないように．

はーい．

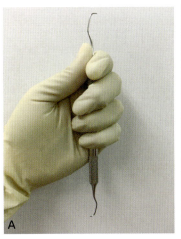
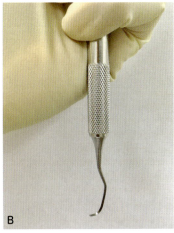

図 39　#5 の刃部の先端を自分側に向ける
A：#5/6 を把持する
B：#5 の刃部

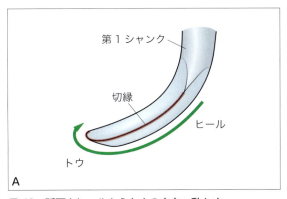

A

第1シャンク

切縁

ヒール

トウ

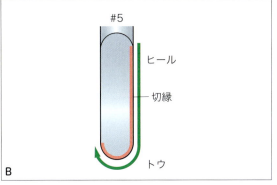

B

#5

ヒール

切縁

トウ

図 40　砥石をヒールからトウの方向へ動かす
A：奇数番号の刃部の先端を自分側に向けた状態
B：刃部を上から見た図

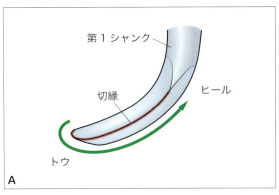

A

第1シャンク

切縁

ヒール

トウ

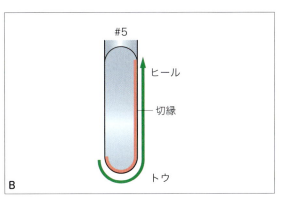

B

#5

ヒール

切縁

トウ

図 41　砥石をトウからヒールの方向へ動かす
A：奇数番号の刃部の先端を自分側に向けた状態
B：刃部を上から見た図

Step 6　刃部への砥石の当て方と砥石を当てる部分

　グレーシーキュレットは，オリジナルに加えてさまざまな改良型（リジット型，臼歯部改良型，ロングシャンクなど）が発売されています[1]．本書ではオリジナルタイプの刃部の側面を手用砥石を使ってシャープニングします．

　側面のシャープニングは刃部の側面を砥石で研磨して，摩耗した切縁を70°〜80°にする方法です（図42）．研磨後の切縁が70°以下や90°以上になると，刃部の原型を歪めることになります（図43）．70°以下の切縁は鋭い反面，摩耗が早くすぐに切れなくなり，90°あるいはそれ以上の切縁は，歯石除去をする時に余分な力が必要になります[30]．

　刃部は第1シャンクに対して約70°傾いていて，上面（フェイス）の低いほうが切縁です．（⇒ Step3を確認）〔頸部の形が違っても，刃部の傾きの角度は約70°です（図44）．〕

　下向きの切縁に砥石を当てるのは難しいので，第1シャンクを目印にして上面（フェイス）を床に対して平行にしてから，刃部の側面に砥石を当てます（図45）．

　一般的に側面と先端の切縁の角度は異なるので（⇒ Step3を確認），刃部の本来の形を保つために，側面と先端に当てる砥石の角度を変えてシャープニングを行います．利き手が右手の場合は，シャープニングをする時に，刃部の切縁を右側に向けてください（⇒ Step4を確認）．

　本書では，刃部の側面と先端に当てる砥石の角度を，半円分度器（以下，分度器）を使って確認します．

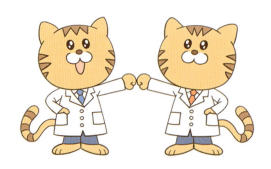

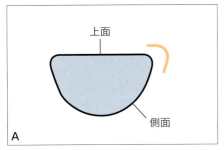

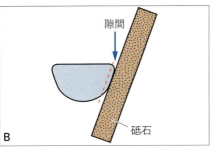

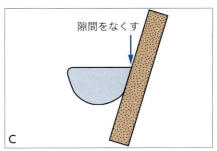

図42　側面のシャープニング：刃部の断面図
A：鈍な切縁
B：側面に砥石を当てる．
C：側面を研磨して，砥石の間の隙間をなくす．

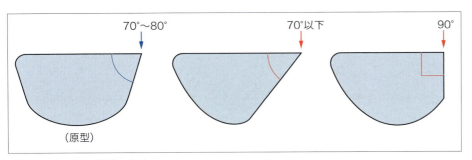

図43　刃部側面の切縁の角度

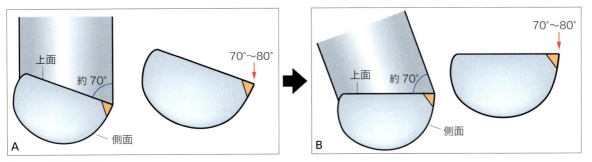

図44　刃部の断面図
A：上面（フェイス）が傾いた状態の切縁
B：上面（フェイス）を床に対して平行にした状態の切縁

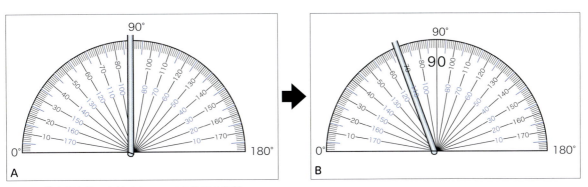

図45　分度器を使った第1シャンクの位置の確認
A：第1シャンクの位置が90°の時の刃部の上面（フェイス）は，70°傾いている．
B：第1シャンクの位置が70°の時の刃部の上面（フェイス）は，床に対して平行になっている．

1 刃部の上面（フェイス）を床に対して平行にする （図46〜48）

1 頸部が直[18)]のグレーシーキュレット #5 の第1シャンクの位置（左手に把持した場合）

① #5 の把柄部を床に対して垂直（90°）にして，掌握法で持ちます．

頸部の第1シャンクは床に対して垂直（90°）になります（分度器上で90°の位置）．

②把柄部を左方向に傾けて，刃部の上面（フェイス）を床に対して平行にします．

第1シャンクは左に20°傾き，分度器上で70°の位置になります．

2 頸部が複屈曲[18)]のグレーシーキュレット #13 の第1シャンクの位置（左手に把持した場合）

① #13 把柄部を床に対して垂直（90°）にして，掌握法で持ちます．

②第1シャンクを床に対して垂直（90°）にします（分度器上で90°の位置）．

③把柄部を左方向に傾けて，刃部の上面（フェイス）を床に対して平行にします．

第1シャンクは左に20°傾き，分度器上で70°の位置になります．

2 内角と外角

　刃部の上面（フェイス）と側面のなす角度を内角，上面（フェイス）と砥石の間の角度を外角とよびます[28)]．砥石を刃部に当てた時に，外角が100°〜110°であれば内角は自動的に70〜80°になります[30)]．

　70°の切縁を作る場合は，床に対して平行にした刃部の上面（フェイス）に対する砥石の角度（外角）を110°にします〔刃部の上面（フェイス）に対する砥石の角度を100°にすると，切縁は80°になります〕（図49）．

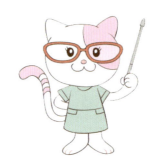

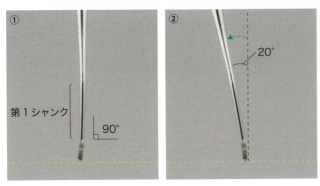

図46　＃5：頸部が直のグレーシーキュレット
①第1シャンクは床に対して垂直（90°）
②第1シャンクを左方向に20°傾ける．上面（フェイス）は床に
対して平行．

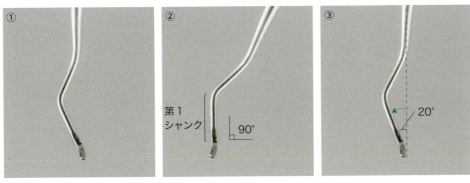

図47　＃13：頸部が複屈曲のグレーシーキュレット
①把柄部を床に対して垂直（90°）に持つ．
②第1シャンクを床に対して垂直（90°）にする．
③第1シャンクを左方向に20°傾ける．上面（フェイス）は床に対して平行．

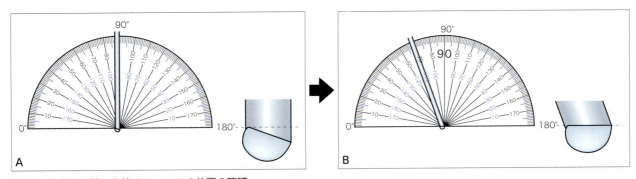

図48　分度器を使った第1シャンクの位置の確認
A：第1シャンクの位置が90°．
B：第1シャンクの位置が70°．

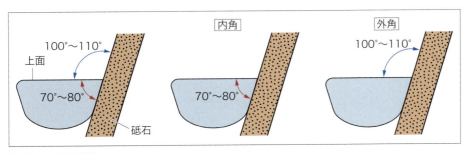

図49　内角と外角
内角：上面（フェイス）と側面のなす角度．
外角：上面（フェイス）と砥石の間の角度．

🔳 刃部側面の上面（フェイス）と砥石の間の角度〜外角：110°

切れる切縁の角度の範囲は 70°〜 80°です．本書では刃部の上面（フェイス）と砥石の間の外角を 110°にして，内角を 70°にします（図 50）．

1 第 1 シャンクを床に対して垂直（90°）にします（図 51- ①）．

第 1 シャンクは分度器上で 90°の位置になります．

2 第 1 シャンクを左方向に 20°傾けて，刃部の上面（フェイス）を床に対して平行にします（図 51- ②）．

第 1 シャンクは分度器上で 70°の位置になります．

3 砥石を上面（フェイス）に対して 90°に位置づけます（図 52- ①）．

砥石は分度器上で 90°の位置になります．

4 砥石を右方向に 20°傾けます（図 52- ②）．

砥石は分度器上で 110°の位置になります．

 110°の角度ってわかりにくい…

 ニャーカンサスさん，ちょっとした工夫で砥石の角度をつけやすくなります．

 どういう工夫？

 ＃5 の把柄部を利き手と反対の手（本書では左手）に持って，刃部の上面（フェイス）を床と平行にするのはできますね．

 それは簡単！上面（フェイス）を見て第 1 シャンクを左に倒せばいいもの！

  その時，第 1 シャンクは左に 20°動いています．その角度をよく見てください．次に利き手（本書では右手）に持った砥石を刃部側面に垂直に当てて，同じ角度の分だけ右へ動かします（図 53）．

 できた．左右対称に 20°ずつ傾けるのね！！！

 それが外角 110°です．

 じゃあ先端は？このままシャープニングをしていいの？

 外角は切縁の角度に合わせて変えます．刃部に当てる砥石の角度は，側面と先端でそれぞれ確認しましょう．

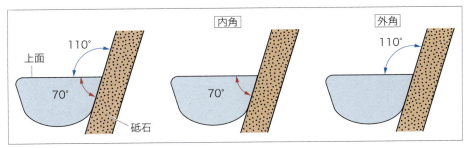

図50 内角70°，外角110°

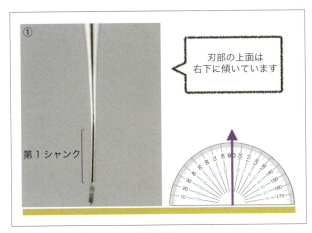

刃部の上面は
右下に傾いています

第1シャンク

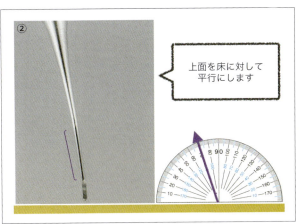

上面を床に対して
平行にします

図51　#5：第1シャンクの位置
①第1シャンクは90°の位置
②第1シャンクは70°の位置

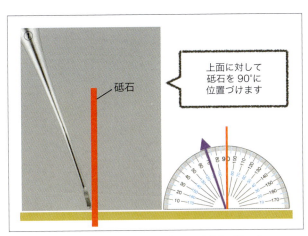

上面に対して
砥石を90°に
位置づけます

砥石

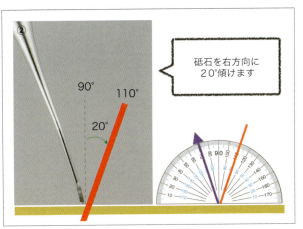

砥石を右方向に
20°傾けます

90°　110°
20°

図52　#5：刃部側面（内角70°）への砥石の当て方
①第1シャンクは70°の位置．上面（フェイス）に対して砥石を90°に当てる．
②第1シャンクは70°の位置．砥石を右方向に20°傾けて110°にする．

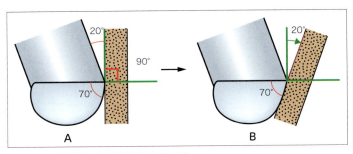

図53　刃部側面に対する砥石の当て方

４ 刃部先端の上面（フェイス）と砥石の間の角度〜外角：135°

先端の切縁の角度は一般的に 45° です [5) 21) 22)]（※正確な角度については各製造元にご確認ください [29)]）．本書では，上面（フェイス）と砥石の間の外角を 135° にして，内角を 45° にします（図 54）．

１ 第 1 シャンクを床に対して垂直（90°）にします．

　第 1 シャンクは分度器上で 90° の位置になります．

２ 第 1 シャンクを左方向に 20° 傾けて，刃部の上面（フェイス）を床に対して平行にします（図 55-①）．

　第 1 シャンクは分度器上で 70° の位置になります．

３ 砥石を上面（フェイス）に対して 90° に位置づけます．

　砥石は分度器上で 90° の位置になります．

４ 砥石を右方向に 45° 傾けます（図 55-②）．

　砥石は分度器上で 135° の位置になります．

 今度は 135°…

 ニャーカンサスさん，大丈夫です．また工夫しましょう．

 側面の時と同じように，先端の上面（フェイス）を床に平行にして，砥石を垂直（90°）に当てます．

  ここから砥石を 45° 右へ倒す時に直角二等辺三角形を思い浮かべます．そして 90° の半分だけ砥石を右に動かすと考えてください．それが外角 135° です（図 56）．

 なるほど，45° と 90° の角をもつ三角形を使うのね！

 砥石の角度のつけ方に慣れるまでは，刃部を側面と先端の 2 つに分けてシャープニングをするのも 1 つの方法だね [43)]．
実際は，側面と先端を連続してシャープニングするので，側面から砥石を当てる時は 110° の外角で始めて，砥石の角度を先端で 25° 広げて，外角を 135° にする（図 57）．
Step up 編のように（⇒ Step5，p.20）先端から砥石を当てるなら，135° の外角で始めた砥石の角度を側面で 25° 狭めて，外角を 110° にすることになるね．

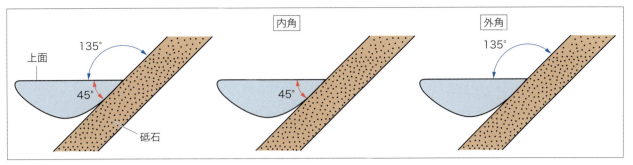

図 54　内角 45°，外角 135°

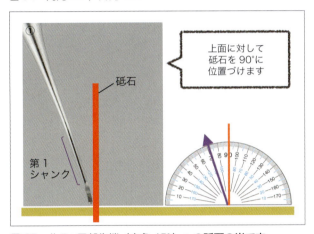
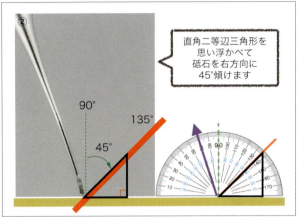

図 55　＃ 5：刃部先端（内角 45°）への砥石の当て方
①第 1 シャンクは 70°の位置．上面（フェイス）に対して砥石を 90°に当てる．
②第 1 シャンクは 70°の位置，砥石を右方向に 45°傾けて 135°にする．

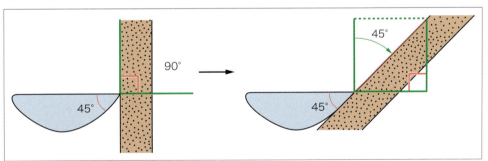

図 56　刃部先端に対する砥石の当て方

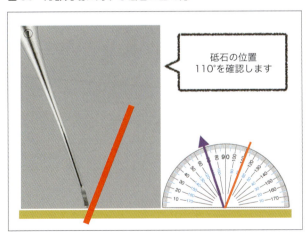
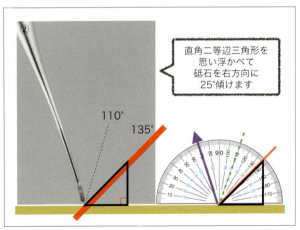

図 57　〜慣れたら Step up ！〜　＃ 5：刃部先端（内角 45°）への砥石の当て方
①第 1 シャンクは 70°の位置．上面（フェイス）に対する砥石の外角は 110°．
②第 1 シャンクは 70°の位置．砥石を右方向に 25°傾けて 135°にする．

5 砥石を当てる部分

　刃部の切縁は第1シャンク寄りのヒールからミドル，丸みを帯びたトウを回り込み，反対側の非切縁と繋がっています[28]（⇒ Step3 で確認）．シャープニングをする時は側面と先端の切縁全体に砥石を当てて，刃部の原形を保つようにします（図58 〜 60）．

　また，切縁の"バリ"を取り除いたり，尖った背面を丸くする工程を，必要に応じて行います[21]．

　"バリ"は金属を削った際に縁にできる余分な部分なので[43]，円錐形の砥石を使って取り除きます[21][44]．シャープニングを頻繁に行い刃部の背面が角ばった場合は，アーカンサス砥石を使って背面に丸みをつけます[21]．

シャープニングを繰り返したら，刃部の先端がすごく尖っちゃった！

おやおや，シャープニングで刃部の形が大きく変わるのはいけないね．ハイジニャン，どうして先端が尖ったのだと思う？

たぶん刃部に当てる砥石の角度が適正でないのだと思います．先端を尖らせないためには，砥石を刃部の切縁全体に当てる時に，トウの周り（アラウンドトウ）では小さく動かしたり，余分な側方圧をかけすぎないよう心がけることも大切です（⇒ Step5 を確認）．

刃部先端の丸みを保つシャープニングのコツがわかったかね？
ミス ニャーカンサス．

はーい，気をつけまーす．

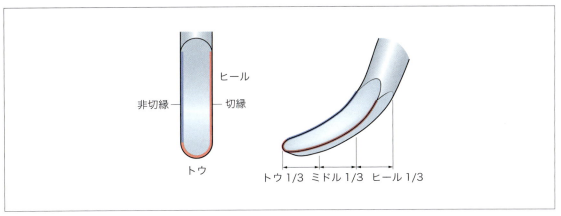

図 58　刃部の切縁

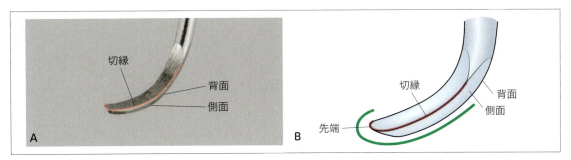

図 59　砥石を当てる部分
刃部の側面と先端の切縁全体に砥石を当てる.

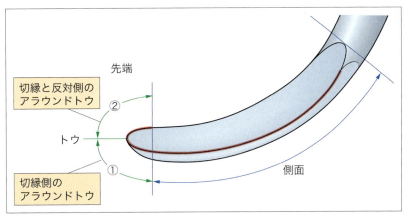

図 60　刃部先端のシャープニング
切縁側のアラウンドトウからトウ(①)とトウから切縁と反対側のアラウンドトウ(②)
を丸みを保つようにする.

Step 6　刃部への砥石の当て方と砥石を当てる部分

33

Step 7 "できる自分"へ Step up！

　筆者は，「できない」でも「できるようになりたい」という気持ちを抱えて，シャープニングに取り組みました．しかし，失敗するたびに「自分はできない」という思いが大きくなり，何度も諦めそうになった経験があります．

　自分を否定する気持ちはシャープニングの上達を妨げます．時には，「できない」と後ろ向きになっている気持ちを変えることが必要です．これから「できないと思い込んでいる自分」から，シャープニングが「できる自分」への Step up に挑戦します．

 ハイジニャンはシャープニングができないって思ってたの？

 そうよ，「ずっとできないままだったらどうしよう」と不安になったり，「できるようにならなきゃいけない」とプレッシャーを感じたり，とにかくいろいろ悩んだわ．

 私は苦手って思うくらいで悩まないけど，いけなかった？

 感じ方はそれぞれだから，ニャーカンサスはそのままでいいのよ．

 悩んでハイジニャンはどうしたの？

 スラッジ教授に相談したら，"できない"っていう気持ちを変えるといいよって言われたの．

 そのほうが楽しくシャープニングできるから？

 そうよニャーカンサス，よく気がついたわね．

 まあね！

 私も楽しくシャープニングできるようになる？

 もちろん誰にでもできるわ．一緒に挑戦しましょう！

1 前向きに自信をもつ

筆者のシャープニングが上達しなかったのは，失敗を何度も繰り返して，ついには"できない"と思い込み，練習を重ねていたことが大きく関係しています．歯科衛生士専門学校を卒業してから7年間は「できないから，できるようになりたい」という気持ちを持ちながら「できるようになりたい」けど，「できないかもしれない」と後ろ向きになっていました．

シャープニングをする時は，「自信がない，苦手，できない」という気持ちや言葉を自分の中から消してください．ただ，"できる"と前向きになります．この前向きな気持ちが上達へのモチベーションになります．

そして，これまでの経験をシャープニングが"できる"過程と捉えます．過程は"できる"への途中の段階です．決して失敗ではありません．6つのStepを順番に積み重ねてきて，シャープニングをする準備はそろったはずです．前向きに"自分はできる"と自信をもってください．

 ミス ニャーカンサスはハイジニャンよりは前向きだが…

 私は自信がないだけ！

 ハイジニャンに「実は苦手」って言ってませんでした？

 プロローグで「できているかどうか自分でわからない」とも聞きましたよ．

 そういう否定的な気持ちを自分の中から取り除くのが，上達への近道だね．

 じゃあ言わないようにする！

 ニャーカンサスさんは，シャープニングについての知識と技術は身についたようですが，

 上手くなるという目的意識がやや薄いです．

 そうなの？

 ハイジニャンと比べると，という話だよ．
シャープニングの技術を上達させるとはっきり目的をもって，"自分はできる"と捉えなさい．

2 できる自分になる

シャープニングが"できる"と前向きになれたら，次にエミール・クーエ [45] が提唱した方法を取り入れて，「できる自分」になりましょう．"想像力 [46]"を使って，自分の中に「できる自分」を植えつけます [47]

*この方法は，クーエ氏の考え方を参考にして筆者が実践する"できないと思い込んでいる"自分から"できる"自分になる方法です．クーエ氏のオリジナルの手法は，参考文献に掲載した書籍をご覧ください．

1 シャープニングをする時は，静かで集中できる場所を選びます．
周囲に気を取られて，集中力が散漫になる状況は好ましくありません．

2 椅子に腰掛けて，肩の力を抜き，背筋を伸ばします．
グレーシーキュレットと砥石はまだ持ちません．手は両膝の上に軽く置きましょう．

3 目を閉じて深呼吸をします．
リラックスして頭の中を空白にしましょう．

4 空白になった頭の中に，鮮明に切れるグレーシーキュレットを描きます．

より具体的にするために Step2 ～ 6 の右ページの写真と図を思い浮かべます．

5 砥石とグレーシーキュレットを持つ自分を思い描きます．
次に砥石を動かして切れる刃部の切縁を作る自分を明確にイメージします．

この時に必要なのが Step2 ～ 6 の左ページの解説と説明です．

6 シャープニングをしている自分をより具体的にイメージして，「私はできる」と 20 回繰り返して言います．
言葉の反復効果を利用して，「私はできる」という考えを自分の中に根づかせるために，必ず声に出して言いましょう．

7 20 回言い終わったら，目を開けてシャープニングを開始します．

クーエ先生はどういう方なの？

フランスで，「自己暗示法」[48] を創られた先生だね．

自己暗示法？

クーエ先生自身は意識的自己暗示と記しているが，誘導自己暗示とも言われているよ[48]．

…難しそう．

自己暗示の方法には，一連の実験，一般的暗示，特殊暗示の段階があるので[48][49][50]，詳しくは論文を読むことを薦めるね．一般的に知られているのは「日々に，あらゆる面で，私はますますよくなってゆく」[48][49] *という言葉だよ．

その言葉をどうするの？

クーエ先生は患者さんに，「毎朝起きる前と，毎晩床についたとき，目を閉じ，私と対面しているつもりになって，続けざまに 20 回，1 本調子の発音で『日々に，あらゆる面で，私はますますよくなってゆく』と唱えなさい」*と伝えたのだよ．唱える時は，20 の結び目を作った紐を手繰りながら，「とくに "あらゆる面で" という言葉を強調するようにしてください」*ともね[49]．

効果はあるの？

信頼が大きければ大きいほどよい結果が現れるが，効き目がないと不信に思えば暗示の効果はなくなると考えられているよ[51]．

信じることが大事なのね．

まさしくそのとおり，ミス ニャーカンサス．信じる力は大きな成果をもたらすからね．前向きに自分を信じて，"できる自分" へ Step up しなさい．

はい，教授！

*『C.H. ブルックス, エミール・クーエ / 河野 徹（訳）：自己暗示．法政大学出版局，東京，1966.』より引用

1) 野村正子：SRP に使用する器具. 日歯周誌, 56（4）：463-465, 2014.

2) Fermin A. Carranza, Jr／原 耕二（訳）：グリックマン臨床歯周病学 第 6 版. 西村書店, 新潟, 1993, 603.

3) 仲谷 寛, 清信浩一, 大澤銀子, 高柳峰子：スケーリング＆ルートプレーニング. 学建書院, 東京, 2006, 32-34.

4) Esther M. Wilkins／石川達也（校閲）, 布施祐二, 眞木吉信, 松井恭平, 松崎 晃（監訳）：歯科衛生士の臨床 原著第 9 版. 医歯薬出版, 東京, 2008, 627-631.

5) 佐々木妙子：歯科衛生士のためのクリニカルインストルメンテーション. クインテッセンス出版, 東京, 2005, 12-15.

6) 仲谷 寛, 清信浩一, 大澤銀子, 高柳峰子：スケーリング＆ルートプレーニング. 学建書院, 東京, 2006, 83.

7) Esther M. Wilkins／石川達也（校閲）, 布施祐二, 眞木吉信, 松井恭平, 松崎 晃（監訳）：歯科衛生士の臨床 原著第 9 版. 医歯薬出版, 東京, 2008, 627.

8) 伊藤輝夫（監訳）, 國崎 拓（訳）：シャープニングースマートに, 鋭くーキュレットとスケーラーを研磨するための実用書. クインテッセンス出版, 東京, 1984, 55.

9) Fermin A. Carranza, Jr. ／原 耕二（訳）：グリックマン臨床歯周病学 第 6 版. 西村書店, 新潟, 1993, 609.

10) Fermin A. Carranza, Jr.：Glickman's Clinical Periodontology, Sixth Edition. W. B. Saunders Company, Philadelphia, 1984, 587.

11) 立澤敦子：Basic グレーシーキュレットテクニック. 医歯薬出版, 東京, 2009, 39.

12) 加藤 熈：新版 最新歯周病学. 医歯薬出版, 東京, 2014, 136.

13) Esther M. Wilkins／石川達也（校閲）, 布施祐二, 眞木吉信, 松井恭平, 松崎 晃（監訳）：歯科衛生士の臨床 原著第 9 版. 医歯薬出版, 東京, 2008, 638-640.

14) 加藤 熈：新版 最新歯周病学. 医歯薬出版, 東京, 2014, 136-137.

15) Esther M. Wilkins／石川達也（校閲）, 布施祐二, 眞木吉信, 松井恭平, 松崎 晃（監訳）：歯科衛生士の臨床 原著第 9 版. 医歯薬出版, 東京, 2008, 641.

16) 仲谷 寛, 清信浩一, 大澤銀子, 高柳峰子：スケーリング＆ルートプレーニング. 学建書院, 東京, 2006, 84.

17) Sherry Burns／熊谷 崇（校閲）：シェリー・バーンズのペリオ急行へようこそ！―非外科的歯周治療ガイド―. 医歯薬出版, 東京, 2004, 67-68.

18) 全国歯科衛生士教育協議会編：歯科衛生士教本 予防的歯石除去法. 医歯薬出版, 東京, 1983, 79-81.

19) 立澤敦子：Basic グレーシーキュレットテクニック. 医歯薬出版, 東京, 2009, 26-27.

20) Fermin A. Carranza, Jr. ／原 耕二（訳）：グリックマン臨床歯周病学 第 6 版. 西村書店, 新潟, 1993, 608.

21) 伊藤輝夫（監訳）, 國崎 拓（訳）：シャープニングースマートに, 鋭くーキュレットとスケーラーを研磨するための実用書. クインテッセンス出版, 東京, 1984, 31, 56-62.

22) 佐々木妙子：グレーシーキュレットのシャープニングを再考する〈後編〉シャープニングの実践. デンタルハイジーン, 30（9）, 886-890, 2010.

23) 全国歯科衛生士教育協議会編：歯科衛生士教本 予防的歯石除去法. 医歯薬出版, 東京, 1983, 236.

24) 仲谷 寛, 清信浩一, 大澤銀子, 高柳峰子：スケーリング＆ルートプレーニング. 学建書院, 東京, 2006, 35-36.

25) 新田 浩, 小田 茂, 古瀬大治, 石川 烈：グレーシー型キュレットスケーラーのブレードの形態に基づいた改良シャープニング法. 日歯周誌, 44（3）：273-280, 2002.

26) Fermin A. Carranza, Jr／原 耕二（訳）：グリックマン臨床歯周病学 第 6 版. 西村書店, 新潟, 1993, 632.

27) Esther M. Wilkins／石川達也（校閲）, 布施祐二, 眞木吉信, 松井恭平, 松崎 晃（監訳）：歯科衛生士の臨床 原著第 9 版. 医歯薬出版, 東京, 2008, 675.

28) Esther M. Wilkins／石川達也（校閲）, 布施祐二, 眞木吉信, 松井恭平, 松崎 晃（監訳）：歯科衛生士の臨床 原著

第9版. 医歯薬出版, 東京, 2008, 650-654.

29) 小野澤直子：これさえマスターすれば大丈夫！器具に合わせたシャープニングの実際（1）グレーシーキュレット編. デンタルハイジーン, 34（11）：1157, 2014.

30) Fermin A. Carranza, Jr. ／原 耕二（訳）：グリックマン臨床歯周病学 第6版. 西村書店, 新潟, 1993, 658-661.

31) Esther M. Wilkins/ 石川達也（校閲）, 布施祐二, 眞木吉信, 松井恭平, 松崎 晃（監訳）：歯科衛生士の臨床 原著第9版. 医歯薬出版, 東京, 2008, 655-657.

32) 伊藤輝夫（監訳）, 國崎 拓（訳）：シャープニングースマートに、鋭くーキュレットとスケーラーを研磨するための実用書. クインテッセンス出版, 東京, 1984, 22-24.

33) 立澤敦子：Basic グレーシーキュレットテクニック. 医歯薬出版, 東京, 2009, 40-42.

34) Esther M. Wilkins：Clinical Practice of the Dental Hygienist 11th Edition. Lippincott Williams & Wilkins, Philadelphia, 2013. 602.

35) 加藤 煕：新版 最新歯周病学. 医歯薬出版, 東京, 2014, 138-139.

36) 仲谷 寬, 清信浩一, 大澤銀子, 高柳峰子：スケーリング＆ルートプレーニング. 学建書院, 東京, 2006, 86-87.

37) Sherry Burns/ 熊谷 崇（校閲）：シェリー・バーンズのペリオ急行へようこそ！―非外科的歯周治療ガイド―. 医歯薬出版, 東京, 2004, 72-74.

38) 小川鑛一：イラストで学ぶ看護人間工学. 東京電機大学出版局, 東京, 2008, 1-9.

39) 小川鑛一, 佐々木妙子：歯科衛生士のための人間工学入門〜患者さんと自分のからだを守る〜 1）"人間工学"ってどんなもの？. デンタルハイジーン, 32（1）, 84-86, 2012.

40) 小川鑛一, 佐々木妙子：歯科衛生士のための人間工学入門〜患者さんと自分のからだを守る〜 12）モーションと人間工学. デンタルハイジーン, 32（12）, 1304, 2012.

41) Cynthia c. Norkin, D. Joyce White/ 木村哲彦（監訳）山口 昇, 園田啓示, 中山 孝, 吉田由美子（訳）：関節可動域測定法可動域測定の手引き 改訂第2版. 協同医書出版社, 東京, 2002, 5, 239.

42) Rene C/ 荻島秀男（訳）：図説 運動器の機能解剖. 医歯薬出版, 東京, 2000, 143-149.

43) 新村 出：広辞苑 第五版. 岩波書店, 東京, 1998, 2189.

44) 医歯薬出版編：デンタルハイジーン別冊／スケーリング・ルートプレーニング Q＆A52. 医歯薬出版, 東京, 1988, 115.

45) Emile C：Self Mastery. Arc Manor, Rockville, 2007.

46) C．H．ブルックス, エミール・クーエ／河野 徹（訳）：自己暗示. 法政大学出版局, 東京, 1966, 6, 53, 113-116.

47) C．H．ブルックス, エミール・クーエ／河野 徹（訳）：自己暗示. 法政大学出版局, 東京, 1966, 118.

48) C．H．ブルックス, エミール・クーエ／河野 徹（訳）：自己暗示. 法政大学出版局, 東京, 1966, 2-16.

49) C．H．ブルックス, エミール・クーエ／河野 徹（訳）：自己暗示. 法政大学出版局, 東京, 1966, 123-133.

50) C．H．ブルックス, エミール・クーエ／河野 徹（訳）：自己暗示. 法政大学出版局, 東京, 1966, 66-86.

51) C．H．ブルックス, エミール・クーエ／河野 徹（訳）：自己暗示. 法政大学出版局, 東京, 1966, 73.

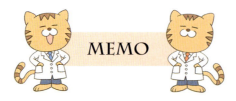

MEMO

第2部
シャープニングをしてみよう

ハイジニャン
ニャーカンサス，シャープニングをする準備はいい？

ニャーカンサス
もちろん！

ハイジニャン
じゃあ，第1部の7つの Step を使ってシャープニングをしましょう．砥石とスケーラーは滅菌してるわね？

ニャーカンサス
はーい

ハイジニャン
感染予防をしっかりして，シャープニングに使うアーカンサス砥石にオイルを塗りましょう

ニャーカンサス
まって，その前にシャープニングが"できる自分"へ Step up しなきゃ，Step7 の"前向き"になって…

ハイジニャン
目を閉じて，リラックス！

ニャーカンサス
切れるスケーラーとシャープニングしている自分を思い浮かべて…．"私はできる，私はできる… 私はできる！"

ハイジニャン
そうよ，ニャーカンサス．目を開けて．さぁ，始めましょう

※写真撮影のため，本書では砥石へ潤滑剤の塗布をしていません．シャープニングの際は砥石の種類に応じて，オイル（鉱物油）か水を砥石に塗布してください [1] [2] [3]．

Step 1　シャープニングの手順

　グレーシーキュレットは，考案者のグレーシー博士のオリジナルデザインを受け継いで，それぞれの会社が製造しています．各社によってわずかな違いがありますが，第1シャンクに対する刃部の傾斜角度は一般的に約70°（以下70°），切縁の角度（内角）は70°〜80°の範囲で製作されています[4)5)]．先端の切縁の角度（内角）は，一般的に約45°（以下45°）です[6)7)8)9)]（※正確な角度については，各製造元に確認してください）．

　本書では，第1シャンクに対する70°の刃部の傾きを利用して，側面に70°，先端に45°の切縁を作るシャープニングに"挑戦"します．

　刃部の側面と先端の切縁全体を約70°にシャープニングする方法については，『ウィルキンス 歯科衛生士の臨床 第11版』（医歯薬出版，2015）p.551〜p.554を参照してください．

1　刃部の切縁と非切縁を見分けます．グレーシーキュレットは刃部の片側のみに切縁があります[4)]．偶数番号と奇数番号を確認して，シャープニングをする切縁を確かめます（⇒第1部 Step2, 3参照）．

　　刃部の先端が自分側に向いている時，奇数番号（1，3，5，7，9，11，13）の切縁は右側，偶数番号（2，4，6，8，10，12，14）の切縁は左側にあります[10)]（**図1**）．

2　滅菌したプラスチックのテスターを使い，切縁の"切れる"，"切れない"を点検します（⇒第1部 Step1参照）．

　　①グレーシーキュレットは利き手で執筆法の変法[11)]で把持します．

　　②テスターは反対の手でしっかり持ちます（**図2-A**）．

　　③グレーシーキュレットを把持する手の第4指を使い，縦にしたテスター上にフィンガーレストの位置を求めます[12)]（**図2-B**）．

　　④第1シャンクをテスターに対して，平行に位置づけます[13)]（**図3**）．

　　⑤テスターの表面に刃部の切縁を軽く当てます．

　　⑥テスターの表面に対する切縁のくいこみ[13)]を確認します．

　　⑦切縁が切れる時はテスターに小さな傷ができます（**図4**）．切れない切縁の場合は引っかかる感触がなく，刃部がテスターの表面を滑るように感じます[14)]．

3　切縁と刃部の形態に応じて，使う砥石（滅菌済み）を選びます（⇒第1部 Step4参照）．

　　使用する砥石の種類に合わせて，砥石に潤滑剤を塗布します[1) 2) 3) 15)]（**図5**）．

奇数番号 #1，3，5，7，9，11，13　　偶数番号 #2，4，6，8，10，12，14

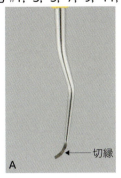
A

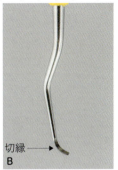
B

図1　奇数番号と偶数番号の切縁
奇数番号：刃部の先端を自分側に向けた時に，切縁は右側にある（写真は#5）.
偶数番号：刃部の先端を自分側に向けた時に，切縁は左側にある（写真は#6）.

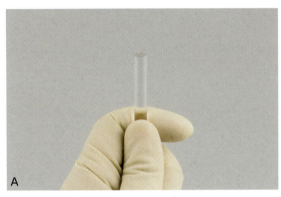
A

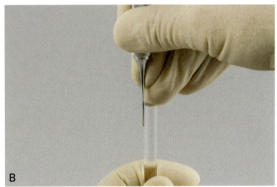
B

図2　テスターの把持
A：利き手と反対の手で把持する.
B：テスター上にフィンガーレストをとる.

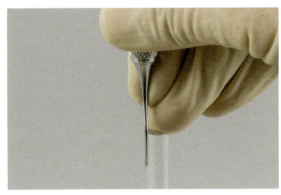

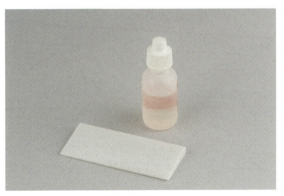

図3　テスターへの刃部の当て方
第1シャンクをテスターに対して平行にする.

図4　テスターの傷の確認
テスターに切縁がくいこむのを確認する.

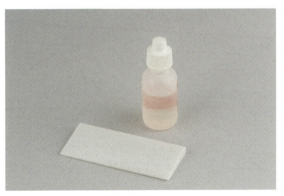

図5　アーカンサス砥石と潤滑剤

4 グレーシーキュレットの把柄部を利き手と反対の手（本書では左手）に持ちます（⇒第1部 Step4 参照）．刃部の切縁と非切縁を間違えないように確認します．

把柄部は掌握法で持ち，肘を軽く脇腹につけて上腕を固定します．

5 砥石を利き手（本書では右手）に持ちます（⇒第1部 Step4 参照）．砥石を落とさないように，指頭よりの指の腹で把持します [16]．

砥石と手の平の間にやや空間をあけると砥石を動かしやすくなります．

6 シャープニングをする切縁を砥石側（本書では右側）に向けます（⇒第1部 Step4 参照）．

刃部の先端が自分側に向いている状態では，奇数番号のグレーシーキュレットの切縁は砥石側（右側）にあります [10]．偶数番号の切縁は左側にあるので，刃部のヒール（かかと）を自分側に向けて切縁を右側にします．

刃部の上面（フェイス）は第1シャンクに対して70°傾いています [17] [18]（頸部の形が違っても傾きの角度は70°）．上面（フェイス）の低いほうが切縁です（⇒第1部 Step3 参照）．

7 下向きに傾いている刃部の上面（フェイス）を，床面（以下，床）に対して平行にします．

床に対して垂直（90°）にした第1シャンクを，左方向に20°倒します．

8 刃部の上面（フェイス）に対して，砥石を位置づけます（⇒第1部 Step6 参照）．70°の切縁を作る場合は，上面（フェイス）に対して砥石を110°に当てます [19]．45°の切縁を作る場合は，上面（フェイス）に対して砥石を135°に当てます [20]．

砥石を110°に位置づける時は，砥石を上面（フェイス）に対して90°に当ててから右方向に20°倒します [21]．

砥石を135°に位置づける時は，上面（フェイス）に対して90°に当てた砥石を右方向に45°倒します [9]．
刃部の上面（フェイス）に対する砥石の角度と当て方は，第1部の Step6 をみてください．

9 刃部に当てた砥石を動かします．砥石へは適度な側方圧をかけます．砥石を上下に動かす場合は，ダウンストローク（下方へのストローク）の時に圧を大きくして[19]，側面と先端の切縁全体をシャープニングします（⇒第1部 Step5 参照）．

切縁は第1シャンク寄りのヒール（かかと）からトウ（つま先）を回りこみ，反対側の非切縁へ繋がっています[19]．

 砥石を刃部のヒール（かかと）からトウ（つま先）へ動かす場合は，刃部の上面（フェイス）と砥石の間の角度（外角）を側面で110°先端では135°にします．

 外角については第1部 Step6 を確認してください．
砥石の角度の変え方は次の Step で練習します．

10 シャープニングはダウンストロークで終了します[22]．

下方運動で終わるのは，刃部に"wire edge[1][23]"という金属の"バリ"を作らないようにするためです．

 "wire edge"は「刃がえり（バリ）[24]」，刃物を研いだ時にできる"まくれ[2]"あるいは"めくれ"[25]"のことだね．

11 シャープニングを終了したら，切縁の"切れる"，"切れない"を評価します[26]．プラスチックのテスターを使って切縁全体の鋭さを点検し[13][26]，"切れない"部分がある場合は，再度シャープニングを行います[27]．

12 シャープニング後，切縁に"バリ"がある時は取り除きます[7]．刃部の背面が尖ってきた場合は，砥石で軽く研磨をして背面に丸みをつけます[7]．

 手順はわかったかね，ミス ニャーカンサス？

 はい，教授！

 よろしい，では次の Step でシャープニングをしてみよう．

Step 2　グレーシーキュレット＃6のシャープニング

　このステップでは，＃6の刃部の側面から先端をシャープニングする方法を解説します．本書で使用するのは，LTグレーシーキュレット（プレミア社製）とアーカンサス砥石（ジーシー社製）です．砥石は，短く上下に動かす一般的な方法で，刃部のヒール（かかと）からトウ（つま先）へ向かって動かします[19]．

 どうして＃6から始めるの？

 偶数番号の刃部はヒール（かかと）からトウ（つま先）への砥石の動かし方を練習しやすいからだよ．

 ＃6の頸部は，刃部へ続く部分がストレート（直）になっています[28]．刃部の側面へ砥石を当てやすいですよ．

 刃部の先端が自分側を向いている時，＃6の切縁は左側になります．切縁を砥石側（右側）にするために刃部のヒール（かかと）を自分側に向けてシャープニングをしましょう．

1　刃部の切縁と非切縁を見分けます（図6）．

2　滅菌したプラスチックのテスターを使い，切縁の"切れる"，"切れない"を点検します（図7）．

3　アーカンサス砥石（滅菌済み）に潤滑剤を塗布します[3]．

　（本書では写真撮影のため，潤滑剤を使用していません）

4　左手にグレーシーキュレットの把柄部を掌握法で把持します（図8-A）．

5　右手に砥石を持ちます[16]（図8-B）．

6　シャープニングをする切縁を確認して，砥石側に向けます．＃6の場合は，刃部のヒール（かかと）は自分側，先端は自分と反対側に向いています（図9）．

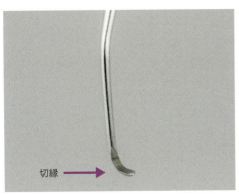

図6 ＃6：刃部の切縁を見分ける
＜刃部の先端は自分側に向いている＞

切縁 →

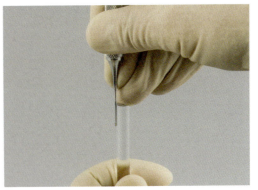

図7 テスターを使って切縁の"切れる"，"切れない"
の点検をする．

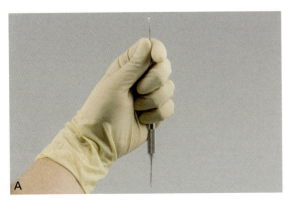

A

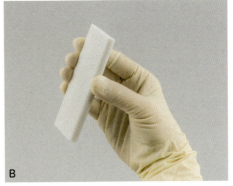

B

図8 グレーシーキュレットと砥石の把持
A：左手で把柄部を掌握法で把持する．＜刃部の先端は自分側を向いている＞
B：右手で砥石を持つ．

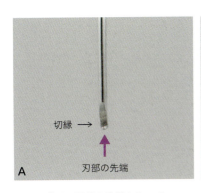

切縁 →

A 刃部の先端

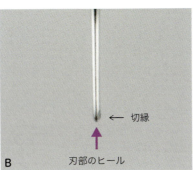

← 切縁

B 刃部のヒール

図9 ＃6：刃部の先端とヒール
A：＜刃部の先端は自分側に向いている＞ 切縁は左側．
B：＜刃部のヒールが自分側に向いている＞ 切縁は右側．

7 第1シャンクが床に対して垂直（90°）になっているのを確認します（図10-①）.

刃部の上面（フェイス）は，第1シャンクに対して70°傾斜しています.

8 刃部の上面（フェイス）を床に対して平行にします.
第1シャンクを左の方向に20°傾けます（図10-②）.

（分度器上で第1シャンクの位置は70°になります）

9 刃部側面の上面（フェイス）に対して，砥石を110°に当てます.

　①側面にあるヒール（かかと）の上面（フェイス）に対して，砥石を直角（90°）に位置づけます（**図11-①**）.

（分度器上で砥石の位置は90°になります）

　②砥石を右方向に20°傾けて，上面（フェイス）に対する砥石の角度を110°にします（**図11-②**）.

（分度器上で砥石の位置は110°になります）

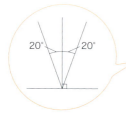

　床に対して引いた垂直な線を基準にして，第1シャンクと砥石が左右対称に20°ずつ傾いた状態です.

10 上面（フェイス）に対する角度を110°に保ちながら，砥石をヒール（かかと）からトウ（つま先）に向かって動かします（⇒第1部 Step5，6 参照）（図12）.

11 刃部に当てた砥石には軽い側方圧を加えます.
刃部側面との接触状態を確認しながら，砥石を短く上下に動かし，ダウンストロークの時に圧を大きくします（図12-C）[19]（⇒第1部 Step5 参照）.

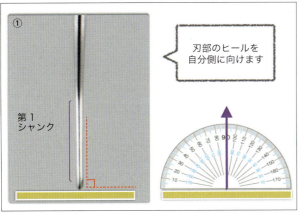
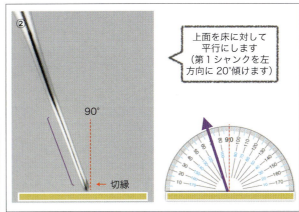

①刃部のヒールを自分側に向けます

②上面を床に対して平行にします（第1シャンクを左方向に20°傾けます）

図10　刃部の上面（フェイス）を床に対して平行にする
①＜刃部のヒールは自分側に向いている＞
第1シャンクは90°の位置.
②＜刃部のヒールは自分側に向いている＞
第1シャンクは70°の位置. 切縁は右側.

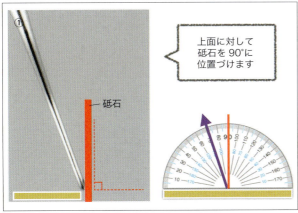
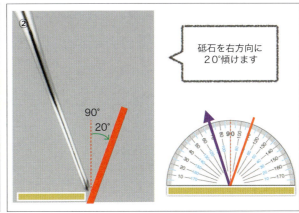

①上面に対して砥石を90°に位置づけます

②砥石を右方向に20°傾けます

図11　#6：側面（内角70°）への砥石の当て方
①＜刃部のヒールは自分側に向いている＞
第1シャンクは70°の位置.
②＜刃部のヒールは自分側に向いている＞
第1シャンクは70°，砥石は110°の位置.

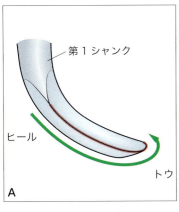
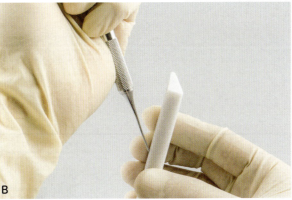
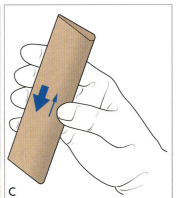

図12　砥石の位置づけと動かし方
A：＜刃部のヒールは自分側を向いている＞砥石をヒールからトウへ向けて動かす.
B：刃部側面に対する砥石の位置づけ
C：砥石を短く上下に動かす.

12 刃部先端に砥石を当てる時は，グレーシーキュレットを把持した左手の手首をやや手前に回して [20)]，先端を右向きにします（図13）.

（先端は時計の文字盤の3時方向を向きます）

13 刃部先端の上面（フェイス）に対して砥石を135°に当てます.
切縁の角度は70°から45°になるので，110°の砥石の角度を135°にします（図14）.

先端のシャープニングについてはさまざまな考え方がありますが，筆者は刃部本来の形態を保つために，側面から先端をその都度シャープニングします.

慣れるまで，側面と先端の切縁を2つに分けてシャープニングしてみよう.

1 先端への砥石の当て方① （側面と先端を分けて砥石を当てる場合）
砥石を側面からいったん離して，先端の上面（フェイス）に対して90°に当ててから，45°広げて135°にします（図15）.

①上面（フェイス）が床に対して平行になっているのを確認します.

②砥石を上面（フェイス）に対して直角（90°）に位置づけます.

　（分度器上で砥石の位置は90°になります）

③砥石を右方向に45°傾けて，上面（フェイス）に対する砥石の角度を135°にします.

　（分度器上で砥石の位置は135°になります）

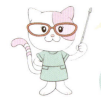

床に対して引いた垂直な線から,砥石を右方向に90°の半分(45°)だけ倒すと135°の位置になります.

慣れたら，側面と先端の切縁を続けてシャープニングしてみよう.

2 先端への砥石の当て方② （側面から先端へ続けて砥石を当てる場合）
刃部側面に対して110°に当てている砥石の角度を，25°広げて135°にします（図16）.

①上面（フェイス）が床に対して平行になっているのを確認します.

②上面（フェイス）に対する砥石の角度110°を確認します.

③その位置から砥石を右方向に25°傾けて，上面（フェイス）に対する砥石の角度を135°にします.（分度器上で砥石の位置は135°になります）

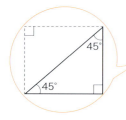

床に対して引いた垂直な線を基準にして，正方形を思い浮かべます. その正方形に対角線を引くと45°と90°の角をもつ直角二等辺三角形ができます. その対角線まで砥石を倒した状態が135°の位置です.

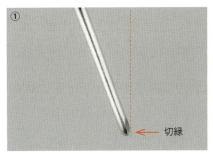 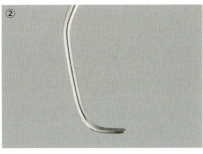

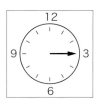

← 切縁

図13　#6：先端の向き
①＜刃部のヒールは自分側に向いている＞　切縁は右側.
②刃部の先端を時計の文字盤の3時の方向に向ける.

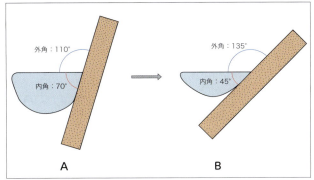

外角：110°
内角：70°

外角：135°
内角：45°

A　　　　　　　　　**B**

図14　刃部の側面と先端の切縁の角度
A：側面の内角70°，B：先端の内角45°

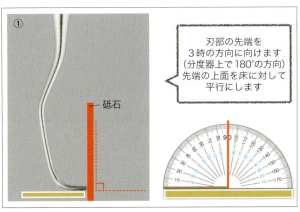

砥石

刃部の先端を
3時の方向に向けます
（分度器上で180°の方向）
先端の上面を床に対して
平行にします

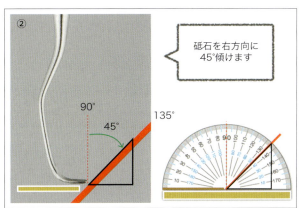

砥石を右方向に
45°傾けます

90°
45°
135°

図15　#6：先端（内角45°）への砥石の当て方①
①＜刃部の先端は3時の方向を向いている＞砥石を90°に位置づける.
②＜刃部の先端は3時の方向を向いている＞砥石を右方向に45°傾けると，砥石の位置は135°になる.

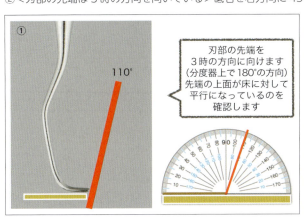

110°

刃部の先端を
3時の方向に向けます
（分度器上で180°の方向）
先端の上面が床に対して
平行になっているのを
確認します

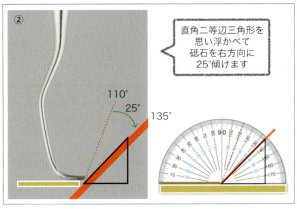

直角二等辺三角形を
思い浮かべて
砥石を右方向に
25°傾けます

110°
25°
135°

図16　#6：先端（内角45°）への砥石の当て方②
①＜刃部の先端は3時の方向を向いている＞砥石の位置110°を確認する.
②＜刃部の先端は3時の方向を向いている＞砥石を右方向に25°傾けると砥石の位置は135°になる.

14 上面（フェイス）に対する角度を 135° に保ちながら，砥石をアラウンドトウからトウへ動かします[20].

15 砥石に加える力を抜いて，先端の丸みに沿わせて砥石を細かく上下に動かします（⇒第1部 Step5 参照）（図 17）.

16 先端と砥石の接触状態を確認しながら，砥石をトウへ回しこみ，非切縁側のアラウンドトウへ動かします（図 18）.

17 刃部に "wire edge[1][23]" を作らないように，最後はダウンストロークで終了します[22].

18 シャープニング後の切縁の "切れる"，"切れない" を評価します[13][26]. プラスチックのテスターを使って切縁全体の鋭さを点検し，"切れない" 部分は再度シャープニングを行います[27].

19 切縁に "バリ" がある時は取り除きます[7].

20 刃部の背面が尖ってきた場合は，砥石で軽く研磨をして背面に丸みをつけます[7].

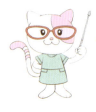

　切縁に残った "バリ"（wire edge：まくれ，または，めくれ）は，アーカンサス砥石を使うほかに，乾いたガーゼかアルコールガーゼで丁寧に拭って取り除く方法があります[25]. 詳しくは『ウィルキンス　歯科衛生士の臨床　原著第 11 版』（医歯薬出版，2015）をご覧ください.

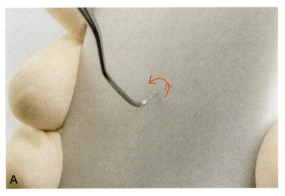 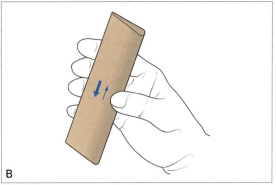

図 17　先端での砥石の動かし方
刃部先端の丸みに沿わせて，砥石を小さく上下に動かす.

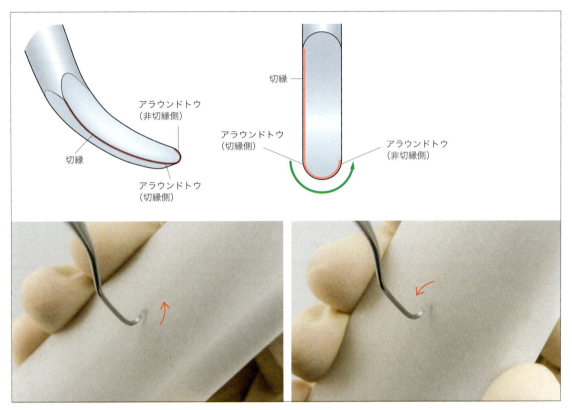

図 18　トウでの砥石の回しこみ方
砥石を切縁側のアラウンドトウから，非切縁側のアラウンドトウへ移動させる.

Step 3　グレーシーキュレット＃５のシャープニング

　この Step では，＃５の刃部の側面から先端をシャープニングする方法を解説します．側面と先端に当てる砥石の角度は＃６と同じです（⇒ Step2 を確認）．奇数番号の刃部の側面から先端へ砥石を動かすテクニックは，多くの書籍で説明されています．あわせてご覧ください．

　切縁を見分けて，"切れる"，"切れない"を点検するのと，砥石とグレーシーキュレットの持ち方は＃６と一緒ね！

　違うのは，＃５の切縁は刃部の先端が自分側に向いている時，右側にあることです．この状態で砥石を刃部のヒール（かかと）に当ててトウ（つま先）へ向かって動かします．

Step2 の**1**〜**5**まで同じ手順です（⇒ Step2 を確認）

6 シャープニングをする切縁は右側にあります．＃５の場合は，刃部の先端は自分側，ヒール（かかと）は自分と反対側に向いています（図19）.

7 第１シャンクが床に対して垂直（90°）になっているのを確認します．
刃部の上面（フェイス）は，第１シャンクに対して 70° 傾斜しています（図20-①）.

8 刃部の上面（フェイス）を床に対して平行にします．
第１シャンクを左の方向に 20° 傾けます（図20-②）.

（分度器上で第１シャンクの位置は 70° になります）

9 刃部側面の上面（フェイス）に対して，砥石を 110° に当てます．
①側面にあるヒール（かかと）の上面（フェイス）に対して，砥石を直角（90°）に位置づけます（図21-①）.
（分度器上で砥石の位置は 90° になります）
②砥石を右方向に 20° 傾けて，上面（フェイス）に対する砥石の角度を 110° にします
（図21-②）.
（分度器上で砥石の位置は 110° になります）

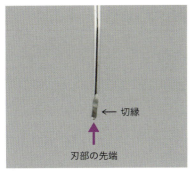

← 切縁

↑
刃部の先端

図19　＃5の切縁
＜刃部の先端は自分側に向いている＞
切縁は右側.

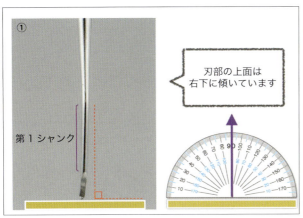

① 第1シャンク

刃部の上面は
右下に傾いています

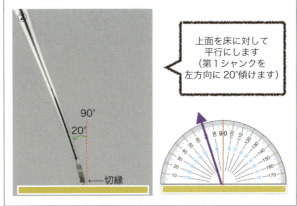

② 上面を床に対して
平行にします
（第1シャンクを
左方向に20°傾けます）

90°
20°

← 切縁

図20　＃5：刃部の上面（フェイス）を床に対して平行にする
①＜刃部の先端は自分側に向いている＞　第1シャンクは90°の位置.
②＜刃部の先端は自分側に向いている＞　第1シャンクは70°の位置. 切縁は右側.

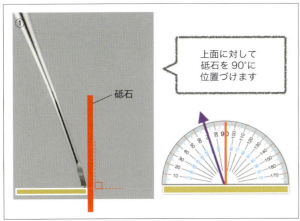

① 砥石

上面に対して
砥石を90°に
位置づけます

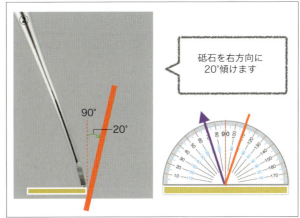

② 砥石を右方向に
20°傾けます

90°
20°

図21　＃5：側面（内角70°）への砥石の当て方
①＜刃部の先端は自分側に向いている＞　第1シャンクは70°の位置.
②＜刃部の先端は自分側に向いている＞　第1シャンクは70°，砥石は110°の位置.

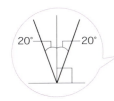

20°　20°

床に対して垂直な線を引いて，そこを基準に第1シャンクと砥石が左右対
称に20°ずつ傾いた状態になります.

10 上面（フェイス）に対する角度を 110° に保ちながら，砥石をヒール（かかと）からトウ（つま先）へ動かします（⇒第 1 部 Step5，6 参照）（図 22-A）．

11 刃部に当てた砥石には軽い側方圧を加えます．
刃部側面の接触状態を確認しながら砥石を短く上下に動かし（図 22-B）ダウンストロークの時に圧を大きくします[19]（⇒第 1 部 Step5 参照）．

12 刃部先端に砥石を当てる時は，グレーシーキュレットを把持した左手の手首を手前と反対に回して，先端を右向きにします（図 23）．
先端は時計の文字盤の 3 時方向を向きます．

13 刃部先端の上面（フェイス）に対して砥石を 135° に当てます．
切縁の角度は 70° から 45° になるので，110° の砥石の角度を 135° にします．

 Step2 と同じように，慣れるまで側面と先端の切縁を 2 つに分けてシャープニングしてみよう．

1 **先端への砥石の当て方①（側面と先端を分けて砥石を当てる場合）**
砥石を側面からいったん離して，先端の上面（フェイス）に対して垂直（90°）に当ててから，45°広げて 135° にします（図 24）

①上面（フェイス）が床に対して平行になっているのを確認します．
②砥石を上面（フェイス）に対して垂直（90°）に位置づけます．
（分度器上で砥石の位置は 90° になります）
③砥石を右方向に 45° 傾けて，上面（フェイス）に対する砥石の角度を 135° にします．
（分度器上で砥石の位置は 135° になります）

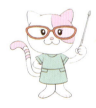 床に対して引いた垂直な線から，砥石を右方向に 90° の半分（45°）だけ倒すと 135° の位置になります．

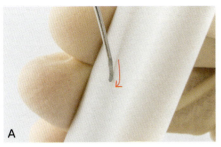 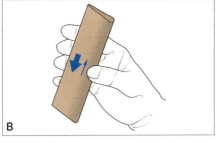

図22　砥石の動かし方
A：＜刃部の先端は自分側に向いている＞砥石をヒールからトウへ向かって動かす.
B：砥石を短く上下に動かす.

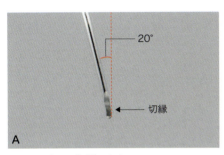 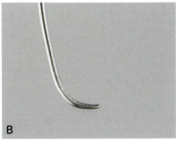

図23　＃5：先端の向き
A：＜刃部の先端は自分側に向いている＞　切縁は右側.
B：刃部の先端を時計の文字盤3時の方向に向ける.

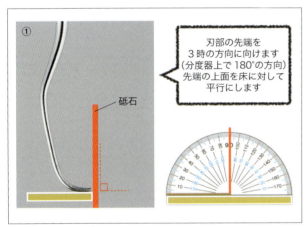 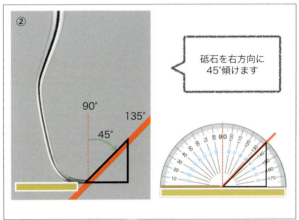

図24　＃5：先端（内角45°）への砥石の当て方①
①＜刃部の先端は3時の方向を向いている＞　砥石を90°に位置づける.
②＜刃部の先端は3時の方向を向いている＞　砥石を右方向に45°傾けると，砥石の位置は135°になる.

慣れたら，側面と先端の切縁を続けてシャープニングしてみよう．

2 先端への砥石の当て方② （側面から先端へ続けて砥石を当てる場合）
刃部側面に対して 110° に当てている砥石の角度を，25° 広げて 135° にします （図25）

①上面（フェイス）が床に対して平行になっているのを確認します．

②上面（フェイス）に対する砥石の角度 110° を確認します．

③その位置から砥石を右方向に 25° 傾けて，上面（フェイス）に対する砥石の角度を 135° にします．

（分度器上で砥石の位置は 135° になります）

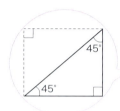

床に対して引いた垂直な線を基準にして，正方形を思い浮かべます．その正方形に対角線を引くと，45°と 90°の角をもつ直角二等辺三角形ができます．その対角線まで砥石を倒した状態が 135°の位置です．

14 上面（フェイス）に対する角度を 135° に保ちながら，砥石をアラウンドトウからトウへ動かします [20) （図26）．

15 砥石に加える力を抜いて，先端の丸みに沿わせて砥石を細かく上下に動かします（⇒第1部 Step5 参照）（図26）．

16 先端と砥石の接触状態を確認しながら，砥石をトウへ回しこみ，非切縁側のアラウンドトウへ移動させます（図26）．

このあとは，Step2-17 ～ 20 と同じ手順です．

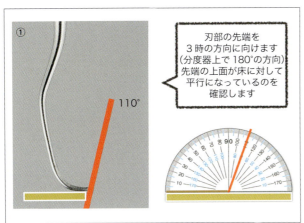

①

110°

刃部の先端を
3時の方向に向けます
（分度器上で180°の方向）
先端の上面が床に対して
平行になっているのを
確認します

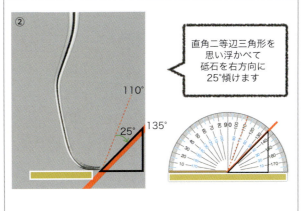

②

110°

25°
135°

直角二等辺三角形を
思い浮かべて
砥石を右方向に
25°傾けます

図25　# 5：先端（内角45°）への砥石の当て方②
①＜刃部の先端は3時の方向を向いている＞　砥石の位置110°を確認する.
②＜刃部の先端は3時の方向を向いている＞　砥石を右方向に25°傾けると砥石の位置は135°になる.

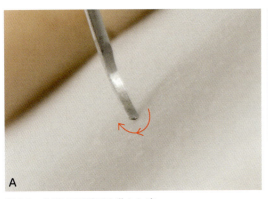

A

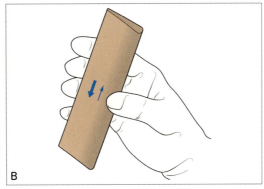

B

図26　先端での砥石の動かし方
刃部先端の丸みに沿わせて，砥石を小さく上下に動かす.

　アラウンドトウからトウの部分は，刃部の先端を右向きにするとシャープニングを
しやすくなります.

　あ，とっても見やすい！

　この時の先端は，時計の文字盤に例えると3時の方向に向いています.

　"wire edge[1) 23)]" を作らないように，最後はダウンストロークで終える[22] のを忘
れてはいけないよ.

　はーい.

Step up 編　刃部の先端から側面をシャープニングする方法

 ニャーカンサス，＃5のシャープニングはどう？

 いい感じ！

 次は＃11/12のシャープニングをしましょうか？

 その前にシャンク先生が言ってた刃部のトウ（つま先）からヒール（かかと）へ向かって砥石を動かす方法（⇒第1部 Step5，p.22 参照）に挑戦する！

 じゃあ＃5の刃部の先端から側面をシャープニングしましょう（図27）.

まずは刃部先端の切縁に砥石を当てます.
最初の手順は Step2-1 ～ 5 と同じです（⇒ Step2，p.46 を確認）.

1 シャープニングをする切縁は右側です．＃5の場合は，刃部の先端は自分側に向いています.

2 第1シャンクが床に対して垂直（90°）になっているのを確認して，刃部の上面（フェイス）を床に対して平行にします.

3 砥石を当てやすくするために，刃部の先端を時計の文字盤の3時方向に向けます（図28）.

　グレーシーキュレットを把持した左手の手首をやや手前と反対に回して，先端を右向きにします．刃部の上面（フェイス）が床に対して平行になっているのを確認します.

4 刃部先端の上面（フェイス）に対して，砥石を垂直（90°）に位置づけます．次に砥石を右方向に45°傾けて上面（フェイス）に対する砥石の角度を135°にします（図29）.

5 砥石はトウ（つま先）からヒール（かかと）に向かって動かします（⇒第1部 Step5，6参照）.

　上面（フェイス）に対する砥石の角度を135°に保ちながら，非切縁側のアラウンドトウからトウに向かって砥石を動かします.

6 砥石に加える力を抜いて，先端の丸みに沿わせて砥石を細かく上下に動かします（⇒第1部 Step5 参照）（図30）.

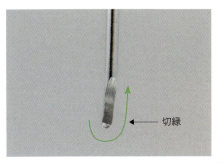

図27 ＃5：刃部の先端から側面をシャープニングする
＜刃部の先端は自分側に向いている＞ 切縁は右側.

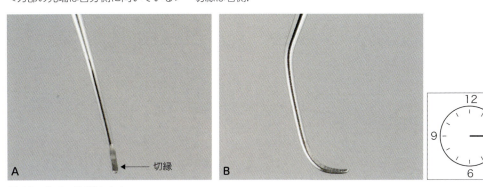

図28 ＃5：先端の向き
A：＜刃部の先端は自分側に向いている＞ 切縁は右側.
B：刃部の先端を時計の文字盤3時の方向に向ける.

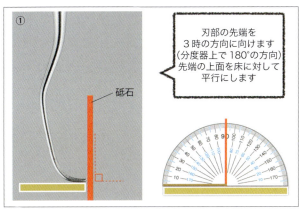

① 刃部の先端を
3時の方向に向けます
（分度器上で180°の方向）
先端の上面を床に対して
平行にします

砥石

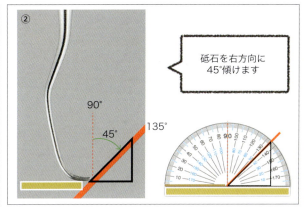

② 砥石を右方向に
45°傾けます

図29 ＃5：先端（内角45°）への砥石の当て方
①＜刃部の先端は3時の方向を向いている＞ 砥石を90°に位置づける.
②＜刃部の先端は3時の方向を向いている＞ 砥石を右方向に45°傾けると，砥石の位置は135°になる.

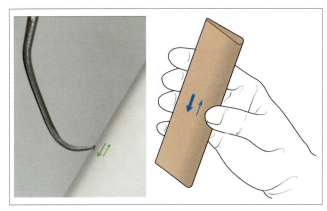

図30 先端での砥石の動かし方
刃部先端の丸みに沿わせて，砥石を小さく上下に動かす.

刃部の先端から側面をシャープニングする時は，切縁の角度が側面で70°になるので，上面（フェイス）に対する砥石の角度を135°から110°にします．

7 砥石を当てやすくするために，グレーシーキュレットを把持した左手の手首をやや手前に回して，刃部の先端を自分側に向け直しましょう（図31）．

8 刃部側面の上面（フェイス）に対して，砥石を110°に当てます．

1 側面への砥石の当て方①（先端と側面を分けて砥石を当てる場合）

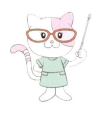

慣れるまでは先端から砥石をいったん離して，側面の上面（フェイス）に当て直しましょう．
①上面（フェイス）が床に対して平行になっているのを確認します．
（分度器上で第1シャンクの位置は70°）
②側面にあるミドルの上面（フェイス）に対して砥石を垂直（90°）に位置づけます（図32-①）．
（分度器上で砥石の位置は90°）
③砥石を右方向に20°傾けて，上面（フェイス）に対する砥石の角度を110°にします（図32-②）．
（分度器上で砥石の位置は110°）

2 側面への砥石の当て方②（先端から側面へ続けて砥石を当てる場合）
上面（フェイス）に対する砥石の角度を，135°から25°狭めて110°にします（図33）．

①上面（フェイス）が床に対して平行になっているのを確認します．
②上面（フェイス）に対する砥石の角度135°を確認します．
③その位置から砥石を左方向に25°起こして，上面（フェイス）に対する砥石の角度を110°にします（分度器上で砥石の位置は110°になります）．

9 上面（フェイス）に対する角度を110°に保ちながら，砥石を刃部のミドル（中央部）からヒール（かかと）に向かって動かします（⇒第1部 Step5, 6参照）（図34）．

10 刃部に当てた砥石に軽い側方圧を加えます．刃部側面との接触状態を確認しながら砥石を短く上下に動かし，ダウンストロークの時に圧を大きくします[19]（⇒第1部 Step5参照）．刃部に"wire edge[1] [23]"を作らないように，最後はダウンストロークで終了します[22]．

このあとの手順はStep2-18〜20と同じです（⇒ Step2, p.52を確認）．

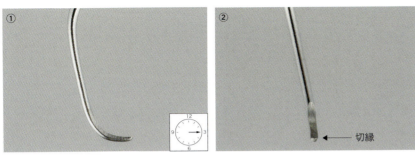

図31　#5：先端の向き
右に向いていた刃部の先端を自分側に向ける.

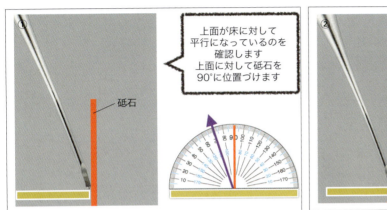

上面が床に対して
平行になっているのを
確認します
上面に対して砥石を
90°に位置づけます

砥石

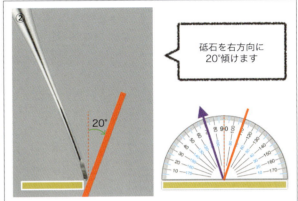

砥石を右方向に
20°傾けます

20°

図32　#5：側面（内角70°）への砥石の当て方①
①＜刃部の先端は自分側に向いている＞　第1シャンクは70°の位置.
②＜刃部の先端は自分側に向いている＞　第1シャンクは70°，砥石は110°の位置.

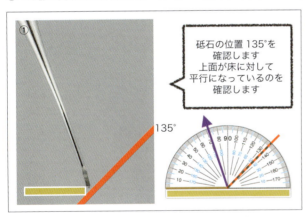

砥石の位置135°を
確認します
上面が床に対して
平行になっているのを
確認します

135°

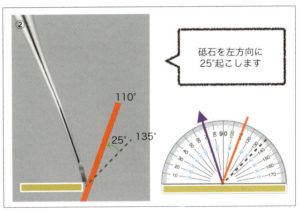

砥石を左方向に
25°起こします

110°

25°　135°

図33　#5：側面（内角70°）への砥石の当て方②
砥石の位置, 135°を確認する.
①＜刃部の先端は自分側に向いている＞　砥石の位置, 135°を確認する.
②＜刃部の先端は自分側に向いている＞　砥石を左方向に25°起こすと, 砥石の位置は110°になる.

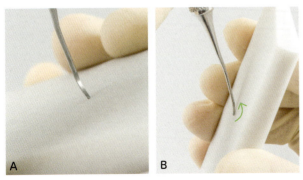

A　　B

図34　砥石の動かし方
砥石をトウからヒールに向かって動かす.

Step 4 グレーシーキュレット #12 のシャープニング

　この Step では，頸部が立体的に屈曲した #12 の刃部の側面から先端をシャープニングする方法を解説します．基本になるのは Step2 で行った #6 のシャープニングです．刃部につながる第1シャンクを基準にして，#6 と同じ要領でシャープニングをします．

 #12 の頸部って折れ曲がってる（**図35**）！どうやって砥石を当てるの？？

 グレーシーキュレットは頸部の形は違っても，第1シャンクに対する刃部の傾きが同じなのを覚えているかな？

 もちろん！刃部の傾きは第1シャンクに対して70°だけど，第1シャンクってどこ？

 頸部の刃部に近い部分が第1シャンク[29]，把柄部に近い部分は第2シャンクです（**図36 ～ 38**）．

 刃部の先端を自分側に向けて，#12 の第1シャンクを床に対して垂直（90°）にしてください（**図38**）．

 あ，刃部が左側に傾いて，#6 と同じね．

 #12 の切縁は左側になるから，砥石側に切縁を向けなさい．あとは #6 のシャープニングと同じ手順だよ．

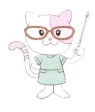 　グレーシーキュレットの #11/12 と #13/14 の頸部には数カ所の屈曲部があります[29][30]．頸部のうち，刃部に近い部分は第1シャンク，把柄部に近い部分は第2シャンクです[6][31]．頸部の形に惑わされないで，第1シャンクに注目してシャープニングをしましょう．

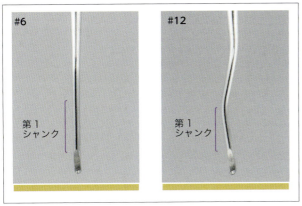

図35　＃6と＃12の頸部
＜刃部の先端は自分側に向いている＞
＃12の頸部は立体的に屈曲している.

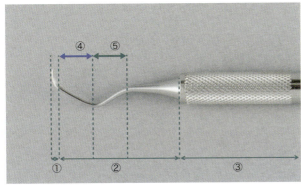

図36　グレーシーキュレットの各部の名称
①刃部（ブレード）,②頸部（シャンク）,③把柄部（ハンドル）,
④第1シャンク,⑤第2シャンク

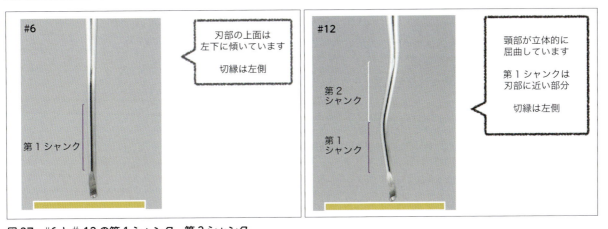

図37　#6と＃12の第1シャンク,第2シャンク
＃12の頸部には屈曲部がある.刃部に近い部分が第1シャンク,把柄部に近い部分が第2シャンク.

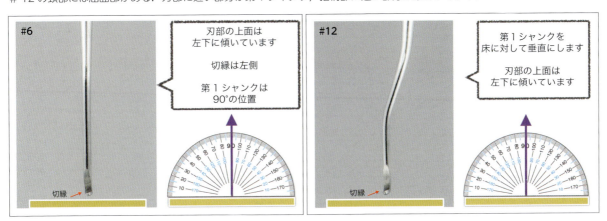

図38　＃6と＃12の比較
＜刃部の先端は自分側に向いている＞
第1シャンクを床に対して垂直にすると,刃部の上面（フェイス）は左下に70°傾いている.切縁は左側.

最初の手順は Step2-1 〜 3 と同じです（⇒ Step2，p.46 を確認）．

4 左手にグレーシーキュレットの把柄部を掌握法で把持します．

＃ 12 の刃部の先端を自分側に向けて，把柄部を持ちます．把柄部が床に対して垂直（90°）の位置にある時，第 1 シャンクはやや左の方向に傾いています．（図 39- ①）

5 刃部の切縁と非切縁を確認するために，左の方向に傾いている第 1 シャンクを床に対して垂直（90°）にします．

把柄部を右に傾けて，第 1 シャンクを床に対して垂直（90°）にすると，第 1 シャンクと刃部は＃ 6 と同じ状態になります．

上面（フェイス）は左下方向に 70°傾いて，切縁は左側です（図 39- ②）．

6 砥石を右手に持ち[16]，切縁を砥石側に向けます．
＃ 12 の場合は，刃部のヒール（かかと）は自分側，先端は自分と反対側に向いています（図 39- ③④）．

　このあとは，＃ 6 のシャープニングと同じ手順です．Step2-7 〜 20（p.48）を行います（⇒ Step2 を確認）．

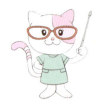

刃部の側面と先端の切縁に対する砥石の当て方は，**図 40，41** で確認してください．

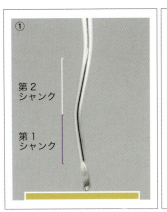

第2
シャンク

第1
シャンク

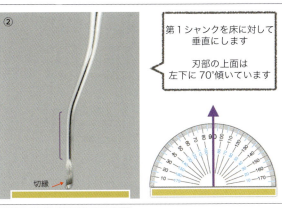

切縁

第1シャンクを床に対して
垂直にします

刃部の上面は
左下に70°傾いています

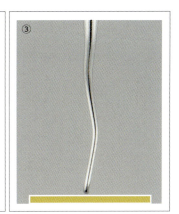

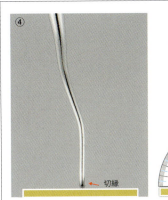

切縁

第1シャンクを
床に対して
垂直にします

図39　#12の第1シャンクと切縁
①刃部の先端を自分側に向けて，左手で把柄部を持つ.
②＜刃部の先端は自分側に向いている＞　第1シャンクは90°の位置. 切縁は左側.
③刃部のヒールを自分側に向ける.
④＜刃部のヒールが自分側に向いている＞　第1シャンクは90°の位置. 切縁は右側.

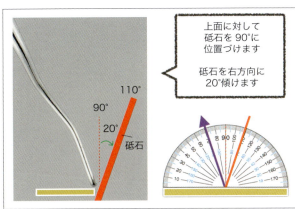

110°

90°

20°

砥石

上面に対して
砥石を90°に
位置づけます

砥石を右方向に
20°傾けます

図40　#12：刃部の側面（内角70°）への砥石の当て方
＜刃部のヒールは自分側に向いている＞
第1シャンクは70°，砥石は110°の位置.

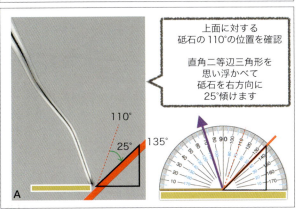

110°

25°　135°

A

上面に対する
砥石の110°の位置を確認

直角二等辺三角形を
思い浮かべて
砥石を右方向に
25°傾けます

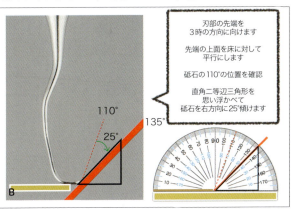

110°

25°

135°

B

刃部の先端を
3時の方向に向けます

先端の上面を床に対して
平行にします

砥石の110°の位置を確認

直角二等辺三角形を
思い浮かべて
砥石を右方向に25°傾けます

図41　#12：刃部の先端（内角45°）への砥石の当て方
A：＜刃部のヒールが自分側に向いている場合＞　第1シャンクは70°. 砥石は135°の位置.
B：＜刃部の先端が3時の方向に向いている場合＞　砥石を110°の位置から右方向に25°傾けると，砥石の位置は135°になる.

Step 4　グレーシーキュレット#12のシャープニング

67

Step 5　グレーシーキュレット＃11のシャープニング

　このStepでは，＃11の刃部の側面から先端をシャープニングする方法を解説します．基本になるのはStep3で行った＃5のシャープニングです．第1シャンクを基準にして，＃5と同じ要領でシャープニングをします．側面と先端に当てる砥石の角度は＃5/6と同じです（⇒ Step2，p.48を確認）．

 頸部に第1シャンクと第2シャンクがあるのは，＃12と同じね！

 把柄部を床に対して垂直（90°）にして持ちましょう．＃11の場合，刃部の先端が自分側に向いている時，第1シャンクはやや右の方向に傾いています（図42）．

 次に第1シャンクを床と垂直（90°）に位置づけます．＃11の切縁は右側にあるので，この状態から刃部の上面（フェイス）を床と平行にします．次に砥石をヒール（かかと）に当てて，トウ（つま先）に向かって動かします．（図43）．

最初の手順はStep2-1〜3と同じです（⇒ Step2，p.46を確認）．

4　左手にグレーシーキュレットの把柄部を掌握法で把持します．

　＃11の刃部の先端を自分側に向けて，把柄部を持ちます．把柄部が床に対して垂直（90°）の位置にある時，第1シャンクはやや右の方向に傾いています．

5　刃部の切縁と非切縁を確認するために，右の方向に傾いている第1シャンクを床に対して垂直（90°）にします．

　把柄部を左に傾けて，第1シャンクを床に対して垂直（90°）にすると，第1シャンクと刃部は＃5と同じ状態になります．

　上面（フェイス）は右下方向に70°傾いていて，切縁は右側です（図44）．

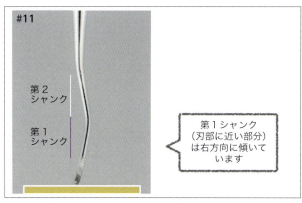
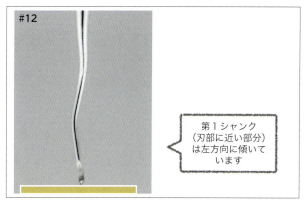

図42　#11と#12の違い

＜把柄部を床に対して垂直にして，刃部の先端を自分側に向けて把持した場合＞
#11：第1シャンクは右方向に傾いている.
#12：第1シャンクは左方向に傾いている.

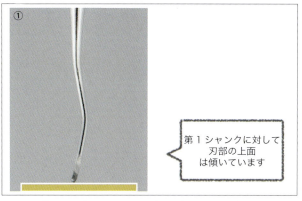
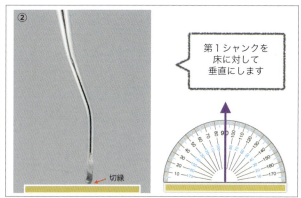

図43　#11の第1シャンクを床に対して垂直（90°）にする

＜刃部の先端は自分側に向いている＞
①刃部に近い部分が第1シャンク．切縁は右側.
②第1シャンクを垂直の位置にする.

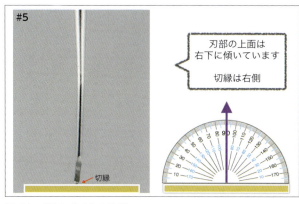
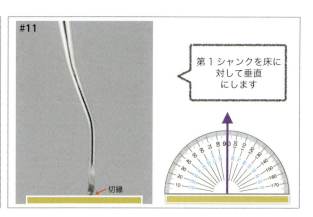

図44　#5と#11の比較

＜刃部の先端は自分側に向いている＞
第1シャンクを床に対して垂直にすると，刃部の上面（フェイス）は右下に傾いている．切縁は右側.

6 砥石を右手に持ちます[16]．シャープニングをする切縁は右側にあります．＃11の場合は，刃部の先端は自分側，ヒール（かかと）は自分と反対側に向いています．

このあとは，＃5のシャープニングと同じ手順です．Step3-7 ～ 16（p.54）に続いて Step2-17 ～ 20（p.52）を行います．（⇒ Step2, 3 を確認）

刃部の側面と先端の切縁に対する砥石の当て方は，図45, 46 を確認してください．

Step up 編　刃部の先端から側面をシャープニングする方法

 砥石を刃部のトウ（つま先）からヒール（かかと）に向かって動かす方法も，＃5と同じ？

 そのとおり，Step up 編の刃部の先端から側面をシャープニングする方法（⇒ Step3, p.60）を確認しよう．

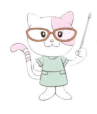

①#11の切縁は，刃部の先端が自分側に向いている時に右側にあります．
②第1シャンクが床に対して垂直（90°）になっているのを確認して，刃部の上面（フェイス）を床に対して平行にします．
③砥石を当てやすくするために，刃部の先端を時計の文字盤の3時方向に向けます．
④先端の上面（フェイス）に対する砥石の角度を135°にします．
⑤砥石に加える力を抜いて，先端の丸みに沿わせて砥石を細かく上下に動かします．
⑥砥石を非切縁側のアラウンドトウからトウへ回し込み，切縁側のアラウンドトウへ移動させます．
⑦側面に砥石を当てやすくするため，刃部の先端を自分側に向け直します．
⑧上面（フェイス）が床に対して平行になっているのを確認します．
⑨上面（フェイス）に対する砥石の角度を110°にします．
⑩軽い側方圧を加えながら，砥石を短く上下に動かします．
⑪砥石を刃部のミドル（中央部）からヒール（かかと）に向かって動かし，最後はダウンストロークで終了します．

このあとの手順は，Step2-18 ～ 20 と同じです．（Step2, p.52 を確認）
Step up 編の砥石を動かす方向は図47 で確認してください．

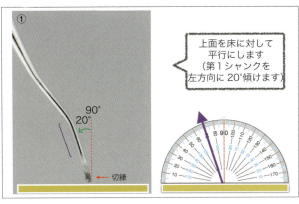
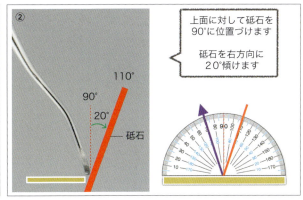

図45　# 11：刃部の側面（内角70°）への砥石の当て方
①＜刃部の先端は自分側に向いている＞　第1シャンクは70°の位置
②＜刃部の先端は自分側に向いている＞　第1シャンクは70°，砥石は110°の位置.

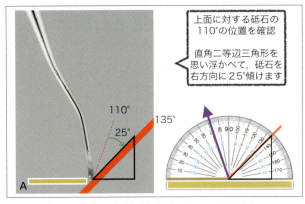
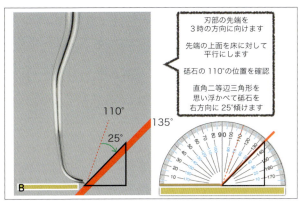

図46　# 11：刃部の先端（内角45°）への砥石の当て方
A：＜刃部の先端が自分側に向いている場合＞　第1シャンクは70°．砥石は135°の位置.
B：＜刃部の先端が3時の方向に向いている場合＞　砥石を110°の位置から右方向に25°傾けると，砥石の位置は135°になる.

Step up 編

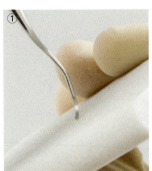
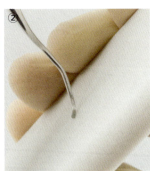
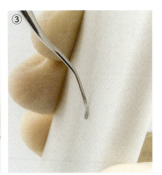

図47　# 11：刃部の先端から側面をシャープニングする
砥石をトウからミドル，ヒールに向かって動かす.

Step 6　グレーシーキュレット #14 のシャープニング

　この Step では，#11/12 よりもさらに頸部が屈曲した #14 をシャープニングする方法を解説します．基本になるのは Step2 で行った #6 のシャープニングです．Step4 と同じように，第 1 シャンクを床に垂直（90°）に位置づけてから，刃部の上面（フェイス）を床に対して平行にして，側面から先端をシャープニングします．

 #14 の頸部は #12 よりもっと屈曲しているのはどうして（図 48）？

 それは刃部を臼歯の遠心面に届かせやすくするためだよ．把柄部を床に対して垂直（90°）に持って，刃部の先端を自分側に向けたあとに，第 1 シャンクを床と垂直（90°）にしてみよう．

 切縁は左側にあるけど，第 2 シャンクは #12 と逆向きね（図 49）．

 それは屈曲の方向が違うためです．でも，切縁を砥石側に向けてシャープニングをするのは #12 と同じです（図 50）．床に対して平行にした上面（フェイス）に，砥石を垂直（90°）に位置づけてください．

 砥石が曲がった頸部にぶつかって当てにくい…

 砥石の上の部分を使って当ててみましょう．そこから砥石を右の方向に20°倒して，110°の角度にします．

 砥石を動かしやすくしたいなら，その角度のまま砥石をずらして，刃部を砥石の中央あたりにもってこよう．あとは #6 のシャープニングと手順は同じだよ．

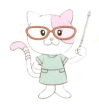 頸部の屈曲は，刃部が目的の歯面へ到達するようにつけられています．一般的に，大臼歯遠心面用の #13/14 の頸部は，近心面の #11/12 よりも深い屈曲になっています[28][29][30]．

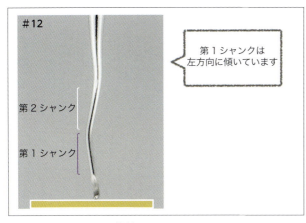
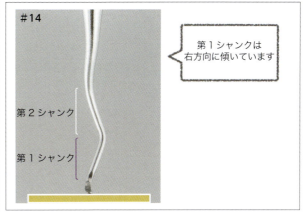

図48 #12と#14の比較
＜把柄部を床に対して垂直にして，刃部の先端を自分側に向けて把持した場合＞
#12：第1シャンクは左方向に傾いている.
#14：第1シャンクは右方向に傾いている.

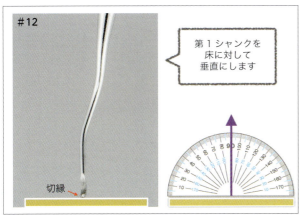
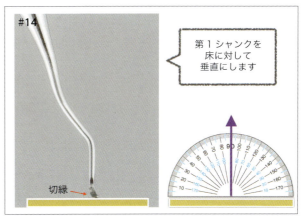

図49 第1シャンクを床に対して垂直（90°）にする
＜刃部の先端は自分側に向いている＞
#12：第2シャンクは右に傾いている.
#14：第2シャンクは左に傾いている.

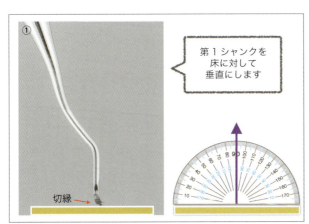
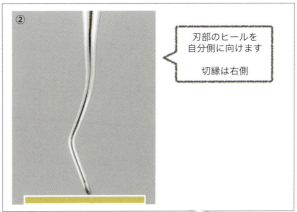

図50 #14の第1シャンクと切縁
①＜刃部の先端は自分側に向いている＞第1シャンクは90°の位置. 切縁は左側.
②刃部のヒールを自分側に向ける. 切縁は右側.

最初の手順は Step2-1 ～ 3 は同じです（⇒ Step2, p.46 を確認）.

4　左手にグレーシーキュレットの把柄部を掌握法で把持します.

#14 の刃部の先端を自分側に向けて, 把柄部を持ちます. 把柄部が床に対して垂直（90°）の位置にある時, 第 1 シャンクは右の方向に傾いています.

5　刃部の切縁と非切縁を確認するために, 右の方向に傾いている第 1 シャンクを床に対して垂直（90°）にします.

把柄部を左に傾けて, 第 1 シャンクを床に対して垂直（90°）にすると, 第 1 シャンクと刃部は #6 と同じ状態になります. 上面（フェイス）は左下方向に 70° 傾いていて, 切縁は左側です.

6　砥石を右手に持ち [16], 切縁を砥石側に向けます.
#14 の場合は, 刃部のヒール（かかと）は自分側, 先端は自分と反対側に向いています.

7　第 1 シャンクが床に対して垂直（90°）になっているのを確認します.

刃部の上面（フェイス）は, 第 1 シャンクに対して 70° 傾斜しています（**図 51-①**）.

8　刃部の上面（フェイス）を床に対して平行にします. 第 1 シャンクを左の方向に 20° 傾けます（**図 51-②**）.

9　刃部側面の上面（フェイス）に対して, 砥石を 110° に当てます.

①側面にあるヒール（かかと）の上面（フェイス）に対して, 砥石を直角（90°）に位置づけます（**図 52-①**）.
屈曲した頸部に当たらないように, 砥石の上部を使います（**図 53-A**）.

②砥石を右の方向に 20° 傾けて, 上面（フェイス）に対する砥石の角度を 110° にします（**図 52-②**）.
上面（フェイス）との角度を保ちながら砥石をずらして, 刃部のヒール（かかと）を砥石の中央部付近に位置づけます（**図 53-B**）.

このあとは, #6 のシャープニングの手順と同じです. Step2-10 ～ 20（p.48）を行います（⇒ Step2 を確認）.
図 54 で刃部の側面と先端の切縁に対する砥石の当て方を確認してください.

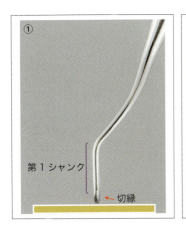

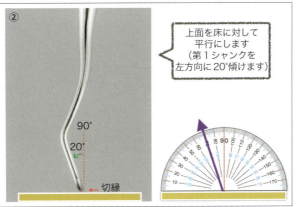

上面を床に対して
平行にします
（第1シャンクを
左方向に20°傾けます）

図51　#14の第1シャンクと切縁
①＜刃部のヒールは自分側に向いて
いる＞第1シャンクは90°の位置.
②＜刃部のヒールは自分側に向いて
いる＞第1シャンクは70°の位置.
切縁は右側.

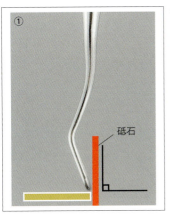

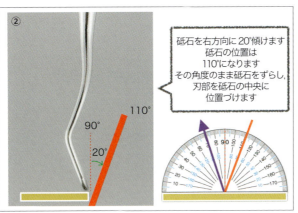

砥石を右方向に20°傾けます
砥石の位置は
110°になります
その角度のまま砥石をずらし,
刃部を砥石の中央に
位置づけます

**図52　#14：刃部の側面（内角70°）
への砥石の当て方**
①＜刃部のヒールは自分側に向いて
いる＞第1シャンクは70°，砥石は
90°の位置.
②＜刃部のヒールは自分側に向いて
いる＞第1シャンクは70°，砥石は
110°の位置.

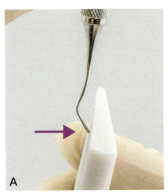

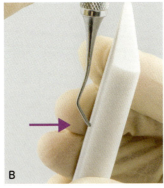

図53　砥石を使う部分
＜刃部のヒールは自分側に向いている＞
A：屈曲した頸部に当たらないように，砥石の上部を使う.
B：上面（フェイス）に対する砥石の角度を110°にする.
その後，刃部のヒールを砥石の中央部付近に位置づける.

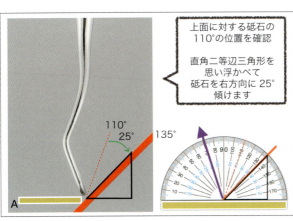

上面に対する砥石の
110°の位置を確認

直角二等辺三角形を
思い浮かべて
砥石を右方向に25°
傾けます

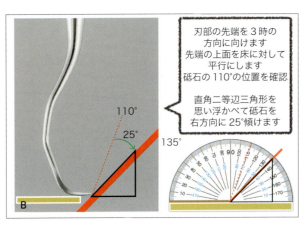

刃部の先端を3時の
方向に向けます
先端の上面を床に対して
平行にします
砥石の110°の位置を確認

直角二等辺三角形を
思い浮かべて砥石を
右方向に25°傾けます

図54　#14：刃部の先端（内角45°）への砥石の当て方
A：＜刃部のヒールが自分側に向いている場合＞　第1シャンクは70°. 砥石は135°の位置.
B：＜刃部の先端が3時の方向を向いている場合＞　砥石を110°の位置から右方向に25°傾けると，砥石の位置は135°になる.

Step 7　グレーシーキュレット＃13のシャープニング

　この Step では，＃13 の刃部の側面から先端をシャープニングする方法を解説します．基本になるのは Step3 で行った＃5 のシャープニングです．第1シャンクを基準にして＃5と同じ要領でシャープニングをします．（⇒ Step3，p.54 を確認）．

 把柄部を床に対して垂直（90°）にして持ちます．＃13 の場合，刃部の先端が自分側に向いている時，第1シャンクは左の方向に傾いています（図55）．

 ＃13 の切縁は右側にあるので，この状態で第1シャンクを床と垂直（90°）に位置づけます．この時の第2シャンクは右の方向に傾きます．

 Step6 でしたように，砥石を頸部にぶつけないようにするのがコツね！

 その通り，第1シャンクを目印にして＃13 のシャープニングに"挑戦"しよう．

最初の手順は Step2-1〜3 と同じです（⇒ Step2，p.46 を確認）．

4 左手にグレーシーキュレットの把柄部を掌握法で把持します．
＃13 の刃部の先端を自分側に向けて，把柄部を持ちます．把柄部が床に対して垂直（90°）の位置にある時，第1シャンクは左の方向に傾いています．

5 刃部の切縁と非切縁を確認するために，左方向に傾いている第1シャンクを床に対して垂直（90°）にします（図56）．
把柄部を右に傾けて，第1シャンクを床に対して垂直（90°）にすると，第1シャンクと刃部は＃5と同じ状態になります．
上面（フェイス）は右下方向に 70°傾いていて，切縁は右側です（図57）．

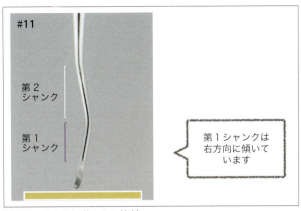
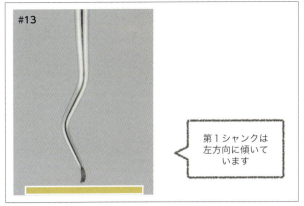

図55 ＃11と＃13の比較
＜把柄部を床に対して垂直にして，刃部の先端を自分側に向けて把持した場合＞
＃11：第1シャンクは右方向に傾いている.
＃13：第1シャンクは左方向に傾いている.

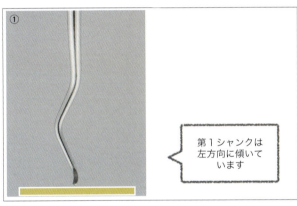
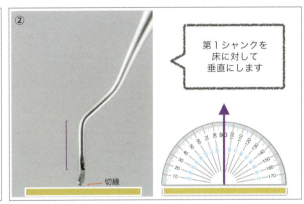

図56 ＃13の第1シャンクを床に対して垂直（90°）にする
＜刃部の先端は自分側に向いている＞
①刃部に近い部分が第1シャンク. 切縁は右側.
②第1シャンクを垂直の位置にする.

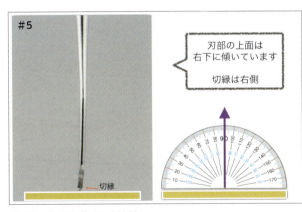
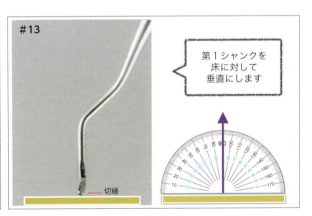

図57 ＃5と＃13の比較
＜刃部の先端は自分側に向いている＞
＃13：第1シャンクを床に対して垂直にする. 刃部の上面（フェイス）は右下に傾いている. 切縁は右側.

6 砥石を右手に持ちます [16]. シャープニングをする切縁は右側にあります. ＃13の場合は, 刃部の先端は自分側, ヒール（かかと）は自分と反対側に向いています.

7 第1シャンクが床に対して垂直（90°）になっているのを確認します.
刃部の上面（フェイス）は, 第1シャンクに対して70°傾斜しています（図58-①）.

8 刃部の上面（フェイス）を床に対して平行にします. 第1シャンクを左の方向に20°傾けます（図58-②）.

9 刃部側面の上面（フェイス）に対して砥石を110°に当てます.
① 側面にあるヒール（かかと）の上面（フェイス）に対して, 砥石を直角（90°）に位置づけます.
屈曲した頸部に当たらないように, 砥石の上部を使います.

② 砥石を右の方向に20°傾けて, 上面（フェイス）に対する砥石の角度を110°にします（図58-③）.
上面（フェイス）との角度を保ちながら砥石をずらして, 刃部のヒール（かかと）を砥石の中央部付近に位置づけます（図59）.

　このあとは, ＃5のシャープニングと同じ手順です. Step3-10〜16（p.56）に続いてStep2-17〜20（p.52）を行います.（⇒ Step2, 3を確認）（図59）

 砥石を刃部のトウ（つま先）からヒール（かかと）に向かって動かす場合は, Step5のStep up編「刃部の先端から側面をシャープニングする方法」（⇒ Step5, p.70）を復習しましょう.

 詳しくはStep3のStep up編（⇒ Step3, p.60）にまとめています. また, 図60の砥石を動かす方向を確認してください.

 はーい.

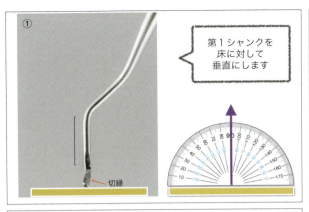

第1シャンクを
床に対して
垂直にします

切縁

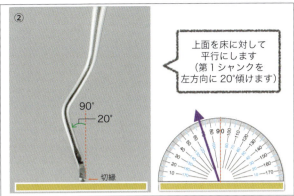

上面を床に対して
平行にします
（第1シャンクを
左方向に20°傾けます）

90°
20°

切縁

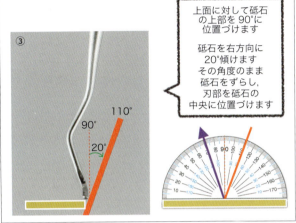

上面に対して砥石
の上部を90°に
位置づけます

砥石を右方向に
20°傾けます
その角度のまま
砥石をずらし,
刃部を砥石の
中央に位置づけます

110°
90°
20°

図58　#13：刃部の側面（内角70°）への砥石の当て方
＜刃部の先端は自分側に向いている＞
①第1シャンクは90°の位置.
②第1シャンクは70°の位置. 切縁は右側.
③第1シャンクは70°，砥石は110°の位置.

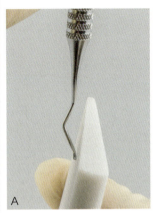

A　　　　B

図59　砥石を使う部分
＜刃部の先端は自分側を向いている＞
A：屈曲した頸部が当たらないように，砥石の上部を使う.
B：上面（フェイス）に対する砥石の角度を110°にする. その後,
刃部のヒールを砥石の中央部付近に位置づける.

Step up 編

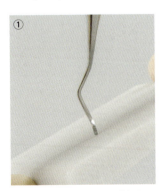

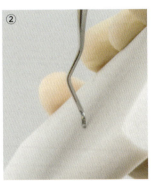

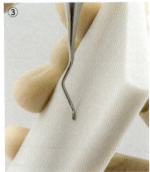

図60　刃部の先端から側面への動かし方
砥石をトウからミドル，ヒールに向かって動かす.

1) Fermin A. Carranza, Jr. ／原 耕二（訳）：グリックマン臨床歯周病学　第6版．西村書店，新潟，1993，658.

2) Esther M. Wilkins/ 石川達也（校閲），布施祐二，眞木吉信，松井恭平，松崎 晃（監訳）：ウィルキンス 歯科衛生士の臨床　原著第9版．医歯薬出版，東京，2008，650-651.

3) 伊藤輝夫（監訳），國崎 拓（訳）：シャープニングースマートに，鋭くーキュレットとスケーラーを研磨するための実用書．クインテッセンス出版，東京，1984，22-24.

4) 野村正子：SRPに使用する器具．日歯周誌，56（4）：463-464，2014.

5) 小野澤直子：これさえマスターすれば大丈夫！器具に合わせたシャープニングの実際（1）グレーシーキュレット編．デンタルハイジーン，34（11）：1157，2014.

6) 佐々木妙子：歯科衛生士のためのクリニカルインストルメンテーション．クインテッセンス出版，東京，2005，12-15.

7) 伊藤輝夫（監訳），國崎 拓（訳）：シャープニングースマートに，鋭くーキュレットとスケーラーを研磨するための実用書．クインテッセンス出版，東京，1984，56-62.

8) 佐々木妙子：グレーシーキュレットのシャープニングを再考する〈後編〉シャープニングの実践．デンタルハイジーン，30（9）：887-888，2010.

9) 全国歯科衛生士教育協議会監修：最新歯科衛生士教本　歯科予防処置論・歯科保健指導論．医歯薬出版，東京，2011，160-161.

10) 立澤敦子：Basic グレーシーキュレットテクニック．医歯薬出版，東京，2009，26-27.

11) 加藤 熈：新版　最新歯周病学．医歯薬出版，東京，2014，136.

12) Esther M. Wilkins/ 石川達也（校閲），布施祐二，眞木吉信，松井恭平，松崎 晃（監訳）：ウィルキンス 歯科衛生士の臨床　原著第9版．医歯薬出版，東京，2008，638-640.

13) 全国歯科衛生士教育協議会監修：最新歯科衛生士教本　歯周病学　第2版．医歯薬出版，東京，2015，199-200.

14) Sherry Burns/ 熊谷 崇（校閲）：シェリー・バーンズのペリオ急行へようこそ！―非外科的歯周治療ガイド―．医歯薬出版，東京，2004，67-68.

15) Esther M. Wilkins/ 遠藤圭子，中垣晴男，西真紀子，眞木吉信，松井恭平，山根 瞳，若林則幸（監訳）：ウィルキンス　歯科衛生士の臨床　原著第11版．医歯薬出版，東京，2015，550.

16) Esther M. Wilkins：Clinical Practice of the Dental Hygienist 11th Edition. Lippincott Williams & Wilkins, Philadelphia, 2013, 602.

17) Fermin A. Carranza, Jr.：Glickman's Clinical Periodontology Sixth Edition. W. B. Saunders Company, Philadelphia, 1984, 634-635.

18) Esther M. Wilkins：Clinical Practice of the Dental Hygienist 11th Edition. Lippincott Williams & Wilkins, Philadelphia, 2013, 583.

19) Esther M. Wilkins/ 石川達也（校閲），布施祐二，眞木吉信，松井恭平，松崎 晃（監訳）：ウィルキンス 歯科衛生士の臨床　原著第9版．医歯薬出版，東京，2008，652-655.

20) 佐々木妙子：グレーシーキュレットのシャープニングを再考する〈後編〉シャープニングの実践．デンタルハイジーン，30（9）：886-890，2010.

21) 佐々木妙子：グレーシーキュレットのシャープニングを再考する〈前編〉シャープニング後の器具内角について．デンタルハイジーン，30（8）：782-783，2010.

22) Esther M. Wilkins：Clinical Practice of the Dental Hygienist 11th Edition. Lippincott Williams & Wilkins, Philadelphia, 2013, 601-603.

23) Esther M. Wilkins：Clinical Practice of the Dental Hygienist 11th Edition. Lippincott Williams & Wilkins,

Philadelphia, 2013, 600.

24) 医歯薬出版編：デンタルハイジーン別冊 / スケーリング・ルートプレーニング Q & A52. 医歯薬出版, 東京, 1988, 115.

25) Esther M. Wilkins/ 遠藤圭子, 中垣晴男, 西真紀子, 眞木吉信, 松井恭平, 山根 瞳, 若林則幸（監訳）：ウィルキンス 歯科衛生士の臨床　原著第 11 版. 医歯薬出版, 東京, 2015, 550-551.

26) Esther M. Wilkins/ 遠藤圭子, 中垣晴男, 西真紀子, 眞木吉信, 松井恭平, 山根 瞳, 若林則幸（監訳）：ウィルキンス 歯科衛生士の臨床　原著第 11 版. 医歯薬出版, 東京, 2015, 549.

27) Esther M. Wilkins/ 遠藤圭子, 中垣晴男, 西真紀子, 眞木吉信, 松井恭平, 山根 瞳, 若林則幸（監訳）：ウィルキンス 歯科衛生士の臨床　原著第 11 版. 医歯薬出版, 東京, 2015, 553.

28) 全国歯科衛生士教育協議会編：歯科衛生士教本　予防的歯石除去法. 医歯薬出版, 東京, 1983, 79-81.

29) Esther M. Wilkins/ 遠藤圭子・中垣晴男・西真紀子・眞木吉信・松井恭平・山根 瞳・若林則幸（監訳）：ウィルキンス 歯科衛生士の臨床　原著第 11 版. 医歯薬出版, 東京, 2015, 532.

30) Esther M. Wilkins : Clinical Practice of the Dental Hygienist 11th Edition. Lippincott Williams & Wilkins, Philadelphia, 2013, 580.

31) 沼部幸博, 貴島佐和子, 土屋和子編著：デンタルハイジーン別冊 / 歯周病を治す SRP できる衛生士のスキルと知識. 医歯薬出版, 東京, 2014, 40-43.

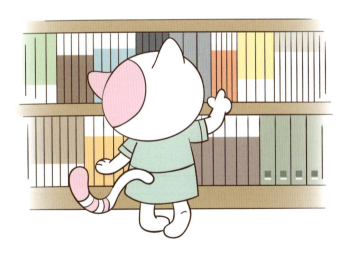

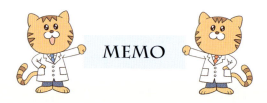

MEMO

第3部
臨床から学ぼう〜症例編〜

ニャーカンサス
切れるグレーシーキュレットで SRP をして，患者さんの口腔内は変わる？

ハイジニャン
それは "さとちゃん" に聞いてみましょう

ニャーカンサス
さとちゃんって誰？

ハイジニャン
根分岐部病変に "挑戦" する歯科衛生士さんよ

さとちゃん
ニャーカンサスちゃん．シャープニングは上手くなった？

ニャーカンサス
もちろん，"できる" わ！

さとちゃん
すごい！私は 7 年間できなかったの

ニャーカンサス
シャープニングができるようになって，何か変わった？

さとちゃん
そうね，患者さんの歯周病がよくなって，いろいろな経験をして，たくさんのことを学んだかな

ニャーカンサス
本当？！

さとちゃん
じゃあ，一緒に患者さんの経過を見て，症例から学びましょう

ニャーカンサス
はーい
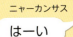

※本書では細菌性の慢性歯周炎を「歯周病」とよびます．

症例 ❶　失敗からシャープニングの大切さを学ぶ

患　者：Kさん（男性，57歳）

初　診：1993年8月

主　訴：右下奥歯の歯茎が腫れていて，かむと痛い．

現　症：下顎右側臼歯部の歯肉腫脹と咬合痛を自覚．上顎の前歯部と右側臼歯部から排膿が認められた．

歯科既往歴：全顎的な歯肉腫脹を繰り返し，前担当歯科医に「歯周病が進行している」と診断された．

全身既往歴：全身疾患なし

家族歴：特記事項なし

喫煙習慣：なし

診査所見：全顎的な probing pocket depth[1]（以下，PPD）は2〜10mm，動揺度は1〜3度

エックス線写真所見：上下顎前歯部と上顎右側臼歯部の歯槽骨吸収が進行し，上下顎左右側臼歯部に根分岐部病変（Lindhe の分類Ⅲ度[2]）が認められた．

診　断：慢性歯周炎[3]

📝 治療経過

1993年

診査，診断後に歯周基本治療を開始．
Kさんは1日5回各20分のブラッシングを継続．担当になった筆者は，長い歯根や動揺歯のインスツルメンテーションに悩みながらSRPを行った．

1994〜1995年

担当歯科医が全顎的な歯内療法を行った．
歯周組織検査の結果，4〜9mmの歯周ポケットが残存した．

1996〜1997年

担当歯科衛生士として，歯周病が治らない部位の対応に苦慮した．

1998年

シェリー・バーンズ氏のセミナーを受講した筆者はシャープニングの技術を習得した．切れるキュレットスケーラーを使い再SRPを行った結果，全顎的なPPDは2〜5mmに変化した．

歯科衛生士歴
8年目

保存が困難な右上1番，2番，5番，6番を抜歯後に，上下顎残存歯の永久固定のためクロスアーチのフルブリッジを製作した．

補綴治療終了後，職場を退職したKさんは札幌から東京へ転居した．

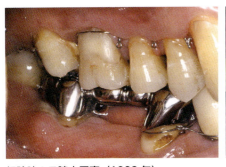 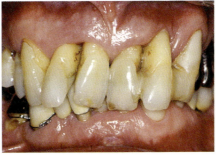 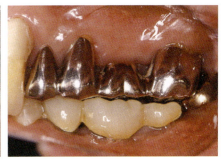

初診時の口腔内写真（1993年）
全顎的に歯周病が進行し，上顎前歯部の歯根露出が認められた．

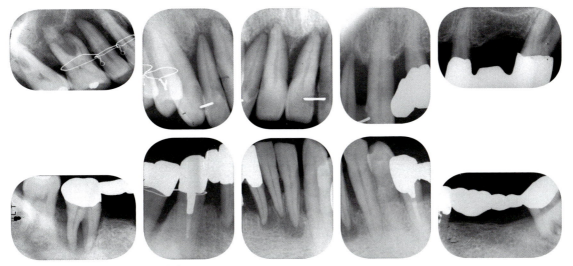

初診時のエックス線写真（1993年）
全顎的に高度な歯槽骨吸収が認められた．

検査日：1993/09/01 　出血指数 85/138 （61.59%）

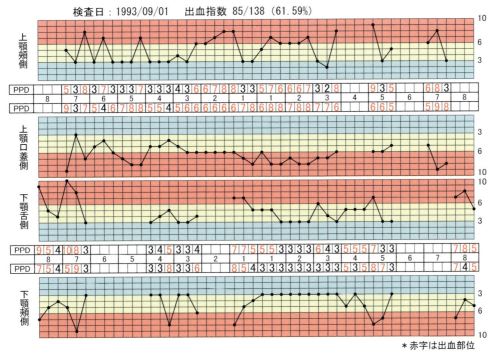

* 赤字は出血部位

初診時の歯周組織検査表（1993年）
全顎的に深い歯周ポケットが形成されていた．

シャープニングのスキルについて

　Kさんの担当になった時期，筆者は歯周治療に関わる歯科衛生士としてスキル不足を自覚していました．とりわけシャープニングが苦手で，教科書を見直したり練習を繰り返しても上達しないことに悩み，1998年にシェリー・バーンズ氏（歯科衛生士／アメリカ）が講師の「歯科衛生士トレーニングセミナー」に参加しました．

　このセミナーで知った時計の針を指針にするシャープニング方法（グレーシーキュレットの第1シャンクを11時の方向に傾けて，砥石を1時の方向に位置させる方法[4]）は，グレーシーキュレットの傾斜角度に惑わされていた筆者にとって，とてもわかりやすい方法でした．

　＊ただし，第1シャンクを11時，砥石を1時の位置にしてシャープニングをすると，切縁がおよそ50°になるので注意しましょう．[5][6]

　当時，筆者は自分を"できない歯科衛生士"と思い込んでいましたが，バーンズ氏から「あなたできているわ」と声をかけていただき，その言葉を励みにシャープニングを練習しました．

　切れるキュレットスケーラーを使って再SRPをした時は，それまで取れなかった歯肉縁下歯石（以下，縁下歯石）が除去できることに驚きました．刃部が届かないと感じていた歯面のスケーリングや，大臼歯の根分岐部のルートプレーニングも自分なりにできた手応えを感じ，再SRP後に全顎的な歯周ポケットの深さは2〜5mmになりました．この経験から自分に足りなかったのはシャープニングの技術であることを実感し，失敗を通して臨床でのシャープニングの大切さを学びました．

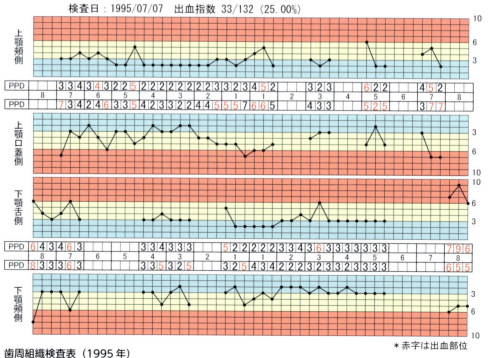

歯周組織検査表（1995年）
歯周基本治療を2年間行うが十分な改善が認められなかった．

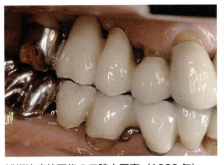
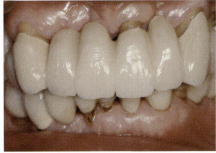
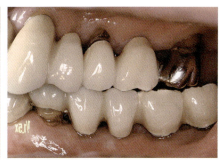

補綴治療終了後の口腔内写真（1998 年）
初診時に認められた歯肉の発赤と歯肉腫脹が改善した.

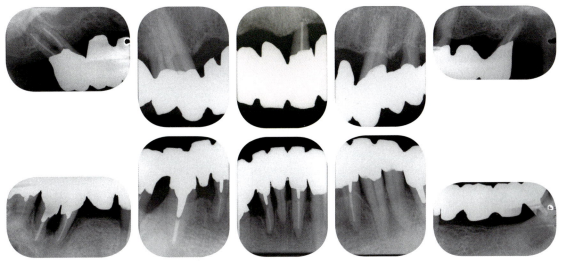

補綴治療終了後のエックス線写真（1998 年）
可能な限り残存歯を保存し補綴治療を行った.

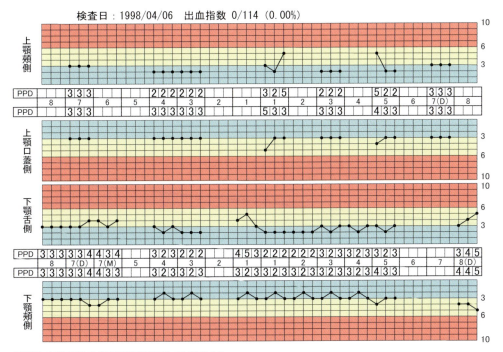

検査日：1998/04/06　出血指数 0/114（0.00%）

補綴治療終了後の歯周組織検査表（1998 年）
切れるスケーラーで再 SRP をした結果, 全顎的な PPD は 2 ～ 5mm に変化した.

症例 2　歯肉の変化を学ぶ

患　者：Kさん（女性，48歳）

初　診：1999年3月

主　訴：前歯からの出血が止まらない.

現　症：下顎右側2，3番の歯肉腫脹を頻繁に自覚，全顎的に強い浮腫性炎症が認められた.

歯科既往歴：1年前から全顎的な歯肉腫脹と出血を繰り返し，他院で10カ月間治療をするが改善しなかった.

全身既往歴：全身疾患なし

家族歴：特記事項なし

喫煙習慣：なし

診査所見：全顎的なPPDは2～8mm，動揺度は0.5～2度

エックス線写真所見：全顎的に水平性骨吸収[7]が認められた.

診　断：慢性歯周炎

治療経過

1999年	2000～2002年	2003～2006年
診査，診断後に歯周基本治療を開始. ブラッシング指導を2カ月間行い，SRPは前歯部の歯肉の炎症が軽減してから行った. Kさんは1日3回各15分のブラッシングを継続した. 歯科衛生士歴 9年目	歯周基本治療の効果で全顎的なPPDは2～4mmに改善した.初診時に認められた右下2，3番の歯肉の発赤と腫脹は消失した. 補綴治療後，サポーティブペリオドンタルセラピー（以下，SPT）[8]に移行し，3カ月リコールを行った.	6カ月～1年間隔でリコールを行った. Kさんは1日3回各10分のセルフケアを継続し，歯周病の再発は認められなかった.

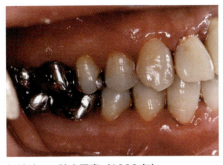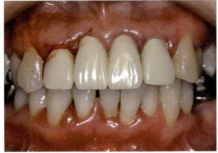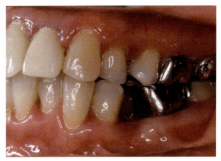

初診時の口腔内写真（1999 年）
全顎的に著しい浮腫性の炎症が認められた.

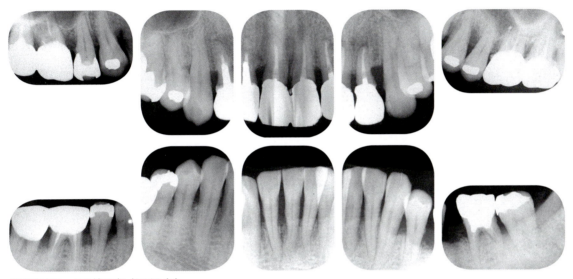

初診時のエックス線写真（1999 年）
全顎的に歯槽骨吸収（水平性骨吸収）が認められた.

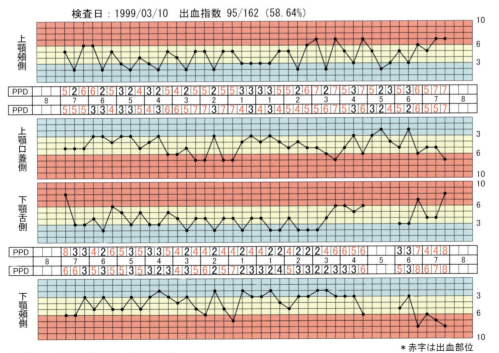

検査日：1999/03/10　出血指数 95/162（58.64%）

初診時の歯周組織検査表（1999 年）
他院で治療を行うが，深い歯周ポケットが認められた.

＊赤字は出血部位

歯肉を傷つけない SRP について

　Kさんの歯肉は強く発赤，腫脹し，全顎的に浮腫性の炎症を生じていました．このような腫れ方をしている歯肉は歯周基本治療を行うと改善することが多いのですが，軟らかい歯肉を傷つけないように SRP をする必要があります．

　歯肉を傷つけないために，切れるグレーシーキュレットを適切に使うのはもちろん大切です．筆者はそのほかにも，SRP をする時期や麻酔の使い方などを工夫して，歯肉に侵襲を与えないように心がけています．

　Kさんの場合は，

①セルフケアの効果で歯肉の表面上の炎症がある程度軽減してから，

②表面麻酔下で全顎の SRP を行いました．

　浸潤麻酔を使わない場合は，患者さんに苦痛を与えないように知覚過敏がないか，辛いことがないかなどを常に確認しながら SRP を行います．

　歯周基本治療の効果で，Kさんの主訴であった下顎前歯部の歯肉の炎症は消退し，初診時のように腫れることはほぼなくなりました．

下顎前歯部の歯肉の変化

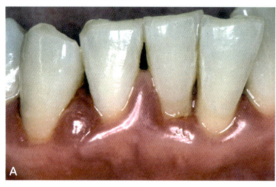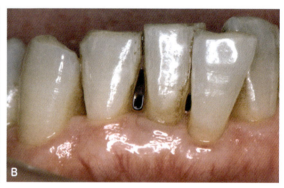

初診時と SPT 時の口腔内写真
A：初診時（1999 年），浮腫性の炎症が認められた．
B：SPT 時（2003 年），SRP 後の知覚過敏はなく，SPT を継続して治療効果を維持した．

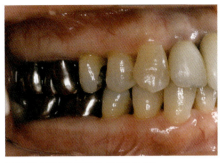 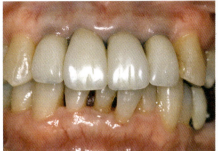 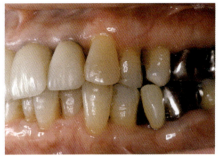

SPT 時の口腔内写真（2003 年）
全顎的な歯肉の炎症は消退した.

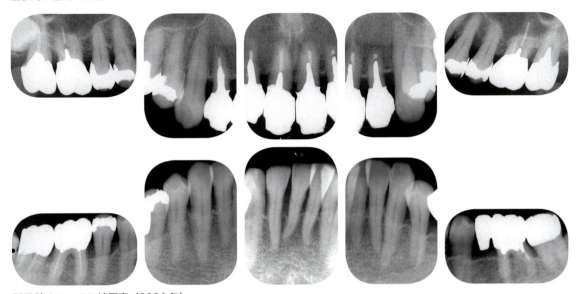

SPT 時のエックス線写真（2006 年）
全顎的に骨梁が明瞭にみえるようになり，歯周組織の改善が認められた.

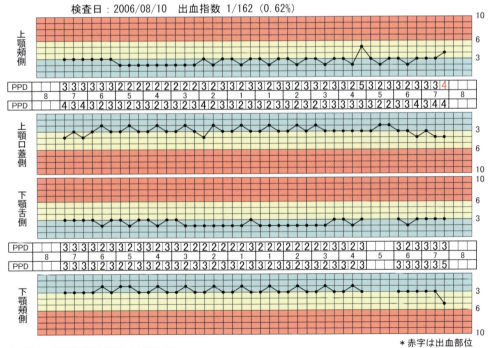

SPT 時の歯周組織検査表（2006 年）
1 年間隔のリコールで全顎的な PPD は 2 ～ 5mm を維持した.
（上下顎右側 8 番は測定不能）

症例 3　SRP の効果を学ぶ

患　者：○さん（女性，40歳）

初　診：2003年8月

主　訴：右下の奥歯を抜きたくない．

現　症：下顎右側5番に歯肉腫脹と動揺が認められた．

歯科既往歴：3年前から臼歯部の歯肉腫脹と出血を繰り返し，5カ月前に下顎右側臼歯を抜歯．数カ所の歯科医院で下顎右側5番を抜歯と診断された．

全身既往歴：全身疾患なし

家族歴：特記事項なし

喫煙習慣：なし

診査所見：下顎右側5番近心と上顎右側7番のPPDは2〜10mm，下顎右側5番の動揺度は1.5度

エックス線写真所見：下顎右側5番近心に高度な垂直性骨吸収[7]が認められた．

診　断：慢性歯周炎

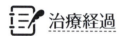 治療経過

2003年

診査，診断後に歯周基本治療を開始．
ブラッシング指導を2カ月間行ったあとにSRPを行った．
仕事で札幌と海外を往復するため，来院が不規則になるが，○さんは1日3回各15分のブラッシングを継続した．

2004年

右下5番近心のPPDは2〜4mmに減少し，エックス線検査で骨透過像の変化が認められた．
担当歯科医が右下5番の歯内療法と自然挺出を行った．

歯科衛生士歴
14年目

2005〜2006年

矯正専門医で右下5番の矯正治療を行った．
矯正治療終了後に右下小臼歯部の補綴治療を行い，SPTに移行した．

2007〜2011年

生活の拠点が海外になるが，○さんは自主的にリコールに応じ，治療効過は良好に保たれた．

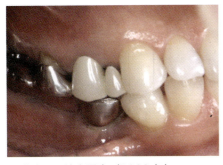
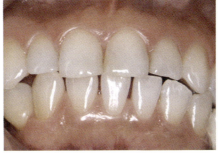
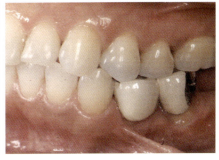

初診時の口腔内写真（2003 年）
前歯部に歯肉表面上の炎症はみられなかったが，下顎右側 5 番に歯肉腫脹が認められた．

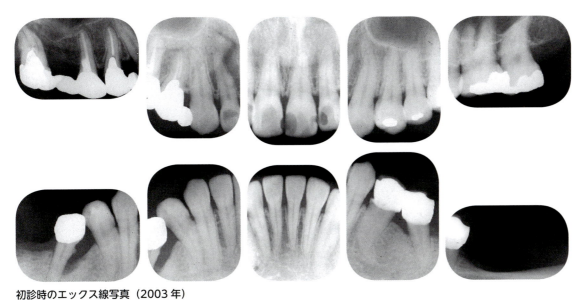

初診時のエックス線写真（2003 年）
下顎左右側臼歯部を喪失し，下顎右側 5 番近心の歯槽骨吸収は根尖近くまで及んでいた．

検査日：2003/09/12　出血指数 13/138（9.42%）

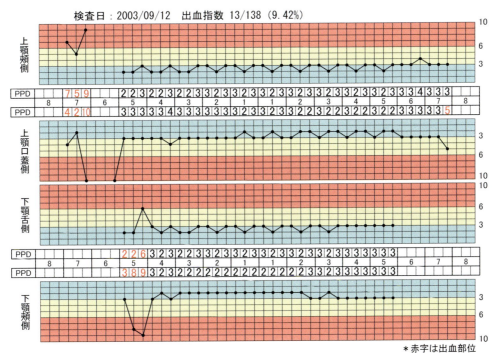

＊赤字は出血部位

初診時の歯周組織検査表（2003 年）
下顎右側 5 番と上顎右側 7 番に深い歯周ポケットが形成されていた．

歯石除去と根面の滑沢化について

　○さんの下顎右側5番近心の垂直性骨吸収は根尖近くまであり，根面に縁下歯石が沈着していました．

　筆者は症例1のKさんの経過から，縁下歯石の除去と根面の滑沢化[9]が歯周組織の改善に大きく関係すると実感していたので，スケーリング後にルートプレーニングをして"生物学的為害性のない根面"[9]をつくりました（歯石除去と根面の滑沢化は，刃部の原型を保ったグレーシーキュレットを均一にシャープニングしてから行います）．

　動揺があり近心に傾斜する下顎右側5番のSRPは，

①切れるグレーシーキュレットの第1シャンクを歯面に平行にして，

②根面に当てた刃部を歯軸の方向に沿わせながら，

③刃部をポケット底部から歯冠へ引き上げるように動かして行いました．

　SRPとあわせて咬合調整も行い，下顎右側5番近心頬側の歯周ポケットは9mmから3mmに改善し，エックス線写真で歯槽骨の変化が確認できました．

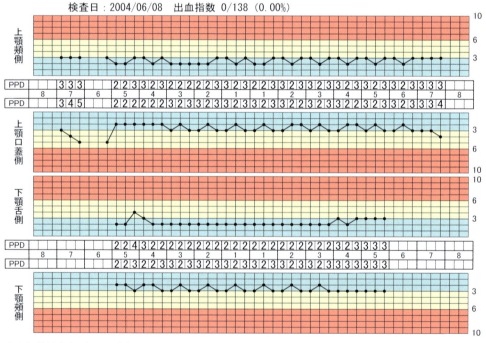

歯周組織検査表（2004年）
歯周基本治療の効果で下顎右側5番のPPDは2〜4mmに変化した．

下顎右側5番の歯肉の変化

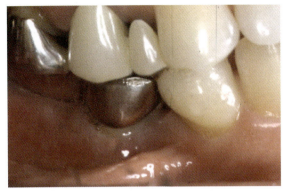

初診時の口腔内写真（2003年）
付着歯肉の幅が狭く，歯肉腫脹が認められた．

下顎右側5番の歯槽骨の変化

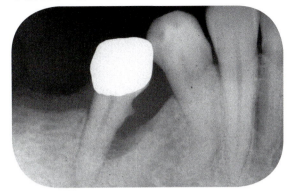

エックス線写真（2003年）
近心に垂直性骨吸収が認められ，縁下歯石が沈着していた．

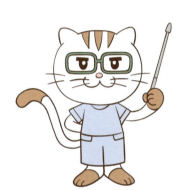

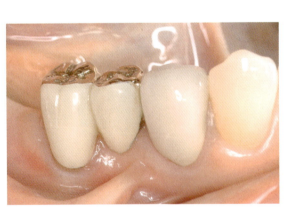

初診から6カ月後のエックス線写真（2004年）
SRP後，骨透過像の変化が認められた．

SPT時の口腔内写真（2010年）
矯正治療と補綴治療後，SPTを継続して治療効果を維持した．

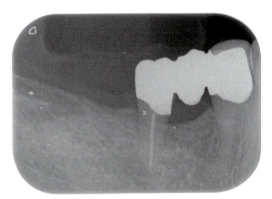

エックス線写真（2010年）
歯槽骨の改善が認められた．

症例 4　根分岐部病変の歯周基本治療を学ぶ

患　者：Sさん（女性，58歳）

初　診：1996年9月

主　訴：全部の歯が動いて食事ができない.

現　症：全顎的に強い浮腫性炎症が認められ，上下顎左側臼歯部の歯肉腫脹と疼痛を自覚.残存歯が動揺しているためかめない.

歯科既往歴：3年前から全顎的な歯肉腫脹を繰り返していた.

全身既往歴：全身疾患あり（胃潰瘍,子宮筋腫）

家族歴：特記事項なし

喫煙習慣：なし

診査所見：全顎的なPPDは2〜12mm,動揺度は1〜2度

エックス線写真所見：上下顎左右側臼歯部に垂直性骨吸収と根分岐部病変（Lindheの分類Ⅱ度とⅢ度）が認められた.

診　断：慢性歯周炎
下顎左右側6番頬側の根分岐部病変：Lindheの分類Ⅱ度

治療経過

1996〜1997年

診査，診断後に歯周基本治療を開始するが，上下の左右臼歯部に4〜7mmの歯周ポケットが残存した.
担当は筆者に交替し，担当歯科医が臼歯部の歯内療法を行った.

1998年

下顎の左右6番頬側の根分岐部病変の治療法は，Sさんの要望で非外科的治療[10]を選択し，再SRPを行った.Sさんは1日3回各1時間のブラッシングを継続し，同部位のPPDは2〜4mmに変化した.

歯科衛生士歴
8年目

1999年

非外科的治療の効果で，下顎の左右6番頬側の根分岐部は軟組織で閉鎖した.補綴治療後，メインテナンス[11]に移行し，1カ月間隔のリコールを行った.

2000〜2014年

1カ月間隔のリコールを継続し，全顎的なPPDは2〜3mmに改善した.下顎の左右6番頬側の根分岐部病変の進行は認められなかった.

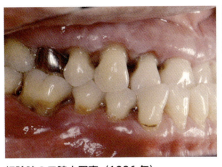
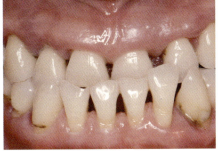
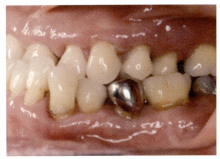

初診時の口腔内写真（1996 年）
全顎的に強い歯肉の発赤，腫脹と下顎右側 6 番からの排膿が認められた．

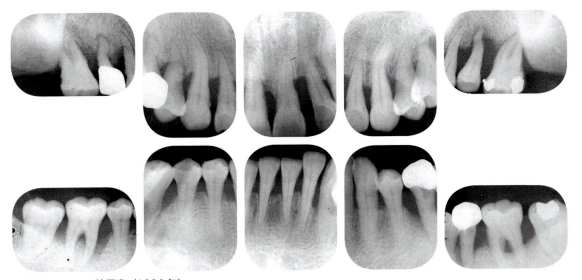

初診時のエックス線写真（1996 年）
上下顎左右側臼歯部に進行した歯槽骨吸収と根分岐部病変が認められた．

検査日：1996/11/06　　出血指数 89/156（57.05%）

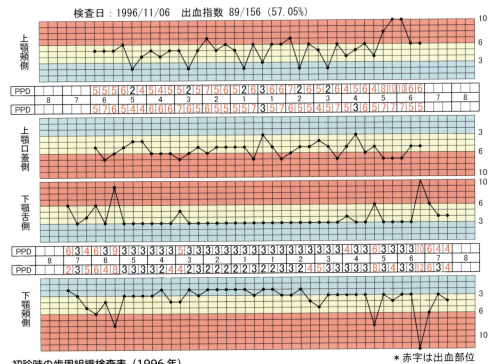

		8	7	6	5	4	3	2	1	1	2	3	4	5	6	7	8
上顎頬側 PPD				5 5 5	6 2 4	5 4 5	5 2 5	7 5 6	5 2 6	3 6 6	7 2 6	5 2 6	4 5 6	4 8 10	10 6 6		
上顎口蓋側 PPD				5 7 6	4 4 6	6 6 7	6 5 6	5 5 5	3 5 7	5 6 5	4 5 7	5 3 6	5 7 7	5 5			

		8	7	6	5	4	3	2	1	1	2	3	4	5	6	7	8
下顎舌側 PPD				6 3 4	6 3 9	3 3 3	3 3 3	5 3 3	3 3 3	3 3 3	3 3 3	3 3 3	4 3 3	6 3 3	3 10 6	4 4	
下顎頬側 PPD				2 3 5	6 4 8	3 3 3	3 2 4	4 2 3	2 2 2	2 2 3	2 2 3	3 2 4	5 3 3	3 3 8	3 4 3	3 12 6	3 4

＊赤字は出血部位

初診時の歯周組織検査表（1996 年）
深い歯周ポケットが上顎残存歯と下顎臼歯部に形成されていた．

進行した根分岐部病変の歯周基本治療について

　Sさんの担当になった時期，筆者は外科手術や再生療法などの対象になる進行した根分岐部病変の治療[12] について考えていました．

　下顎左右側6番頬側にある根分岐部病変の治療法について，Sさんは持病があるので外科手術をしないで治したいと言われ，筆者も歯周基本治療で対応したいと思いました．しかし，一般的にキュレットスケーラーの刃部は根分岐部に届かせにくいと考えられているため[13]，Sさんの下顎左右側6番の根分岐部のSRPは，

①短く，やや幅が細い刃部のグレーシーキュレットを根の離開度[14] に合わせて選び，

②刃部の先端を使ってSRPを行いました．

　SRPをしてから約3カ月後に，根分岐部の歯肉の炎症は消退し頬側の根分岐部入口が歯肉で覆われました．その後，根分岐部にはプローブが入らなくなりました．

　筆者はこの経験から，根尖方向に垂直的なアタッチメントロス[15] が生じないように，歯周基本治療で根分岐部病変の進行を抑えることを学びました（詳しくは拙書『ステップアップ歯科衛生士　根分岐部病変に挑戦！プラークコントロールとデブライドメント』（医歯薬出版，2015）をご参照ください）．

下顎左右側6番の変化

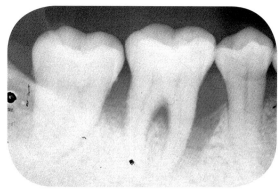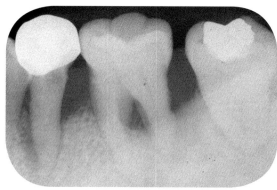

初診時のエックス線写真（1996年）
エックス線検査で根分岐部病変が認められた．

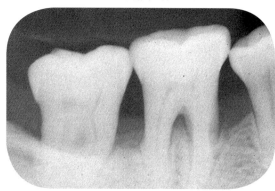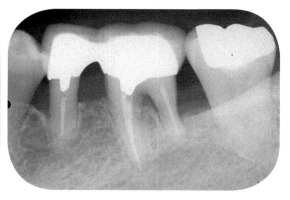

メインテナンス時のエックス線写真（1999年）
初診時に認められた根分岐部の骨透過像が変化した．

下顎左右側 6 番の変化

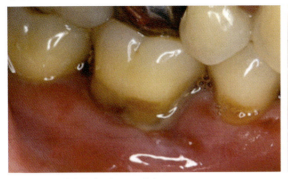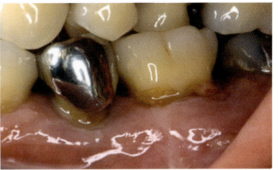

初診時の口腔内写真（1996 年）
著しい歯肉の発赤と腫脹が認められた.

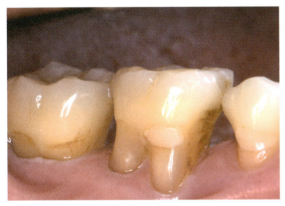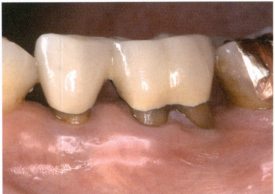

メインテナンス時の口腔内写真（1999 年）
炎症が消退し，頬側の根分岐部入口は歯肉で覆われた.

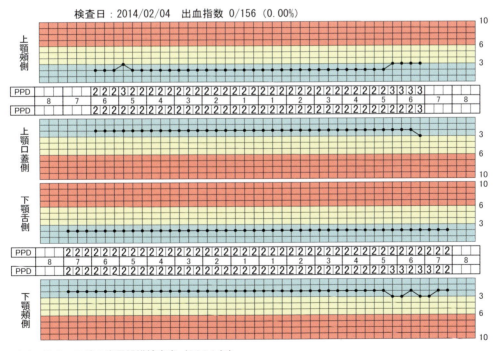

メインテナンス時の歯周組織検査表（2014 年）
1 カ月間隔のリコールを継続し，治療効果は長期に保たれた.

症例 5　人間工学的な見方を学ぶ

患　者：Sさん（女性，44歳）

初　診：2003年1月

主　訴：上の歯の歯周病を治したい，残り少ない歯を抜きたくない．

現　症：上顎前歯部に浮腫性炎症が認められた．上顎残存歯の動揺を自覚し，歯周病専門医での治療を決心する．

歯科既往歴：大学病院の歯科に15年通院するが，上顎残存歯の歯周炎が進行した．3年前から上顎左側臼歯部の歯肉腫脹と疼痛を自覚．

全身既往歴：全身疾患なし

家族歴：特記事項なし

喫煙習慣：なし

診査所見：上顎残存歯のPPDは2～8mm，動揺度は1～3度

エックス線写真所見：上顎左右側臼歯部に，垂直性骨吸収と水平性骨吸収が認められた．上顎右側7番，上顎左側6，7番に根分岐部病変（Lindheの分類Ⅲ度）が認められた．

診　断：慢性歯周炎

治療経過

2003年

診査，診断後に歯周基本治療を開始．ブラッシング指導を2カ月間行った．
SRP開始直後，筆者の腰痛のため歯周基本治療を一時中断．Sさんは1日3回15分のブラッシングを継続した．

歯科衛生士歴
13年目

筆者の腰痛緩和後にSRPを再開．
担当歯科医が保存が難しい左上7番を抜歯した．

2004～2005年

上顎前歯部と小臼歯部の暫間固定，右上7番の歯内療法と自然挺出を行い，左上6番の歯根を分割した．
歯周組織検査の結果，全顎的なPPDは2～5mmに変化した．

2006年

上顎残存歯の永久固定のためクロスアーチのフルブリッジを製作．
補綴治療後，SPTに移行し，1～2カ月間隔のリコールで経過観察を行った．

2007～2011年

1～2カ月間隔のリコールを継続．

2012～2017年

全顎的なPPDは2～3mmに改善．
Sさんは東京に転居し，3～4カ月間隔のリコールでメインテナンスを継続した．

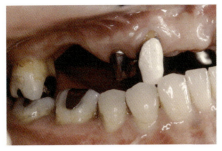
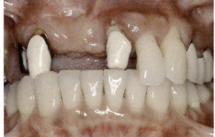
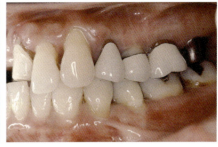

初診時の口腔内写真（2003 年）
上顎前歯部の歯肉の発赤と腫脹が認められた.

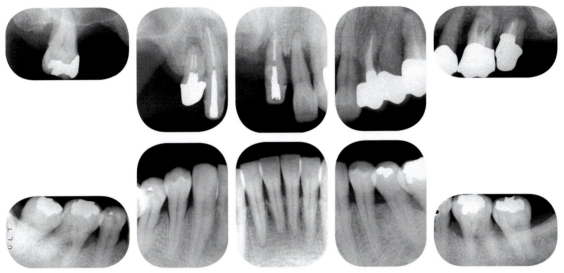

初診時のエックス線写真（2003 年）
上顎の歯槽骨吸収が進行していた.

検査日：2003/02/03　出血指数 30/144（20.83%）

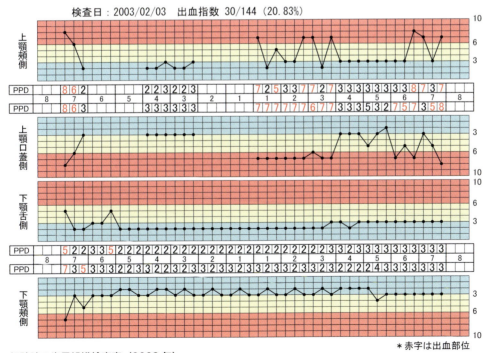

＊赤字は出血部位

初診時の歯周組織検査表（2003 年）
上顎残存歯に深い歯周ポケットが形成されていた.

歯科衛生士の仕事と "人間工学" について

　シャープニングのスキルを身につけてから，筆者は歯周病が治る楽しさを体験する一方，利き手の腱鞘炎や右肩の痛みに悩まされました．この症状は，SRP を無理な姿勢でし続けていたことが大きく関係しています．

　S さんの時は，動揺する上顎残存歯の SRP をミラーテクニック[16] を使わずに，歯の動きを直視して行いました．おそらく，前かがみ気味に上体をねじる不安定な姿勢で，グレーシーキュレットを動かしていました．その後筆者は椎間板ヘルニアになり，担当医に「今の仕事を辞めないと治らない」と言われ，職業性疾患の 1 つである筋骨格系障害[17] を起こしていることを初めて自覚しました．

　筋骨格系障害の症状には，指や手首，肩，腰，下肢のしびれや痛みがあり，原因は頭部の前傾や肩を丸める姿勢，前かがみな姿勢，手や手首への過度な負担などがあげられます[18]．指や手首の痛み，腰痛を感じた時点で原因を考えなくてはいけなかったのですが，筆者は予防を怠り日常生活に支障をきたす事態に陥りました．

　このような問題を解決して，働きやすい職場や生活しやすい環境を実現するのが "人間工学" です[19]．人間工学は，器具の形や配置，安全な使い方，作業姿勢のあり方などを研究する学問[20] です．近年，看護や介護の分野だけでなく歯科衛生士の仕事にも関わっています〔詳しくは『ウィルキンス 歯科衛生士の臨床　原著第 11 版』（医歯薬出版，2015）「第 7 章 患者への応対と人間工学的な見地からの臨床」p.83-93）をご参照ください〕．

　SRP をする時は，適切な姿勢とポジション，器具の使い方，時間配分，休憩のとり方などを考えなくてはいけません．シャープニングを含むすべての歯科衛生業務は自分の身体に負担をかけず，健康で安全に行いましょう．筆者はこの経験から，臨床で人間工学的な見方を備える大切さを学びました．

上顎前歯部の歯肉の変化

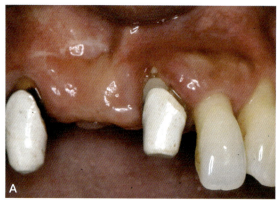 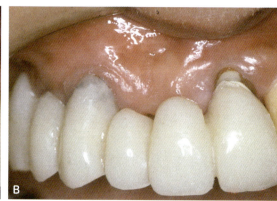

初診時と歯周基本治療後の口腔内写真
A：初診時（2003 年）
B：歯周基本治療後（2004 年）
初診時に認められた歯肉の発赤と腫脹は改善した．

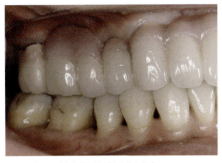
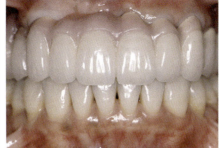
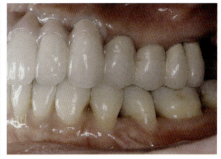

SPT 時の口腔内写真（2006 年）
可能な限りの残存歯を保存して補綴治療を行った．

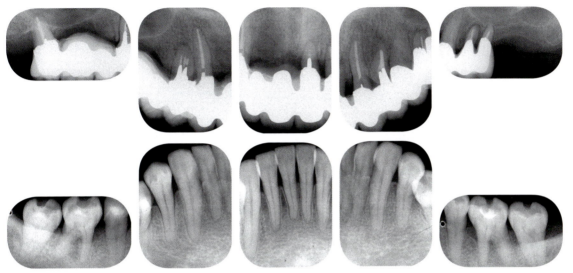

SPT 時のエックス線写真（2006 年）
上顎の歯槽骨の安定が確認できた．

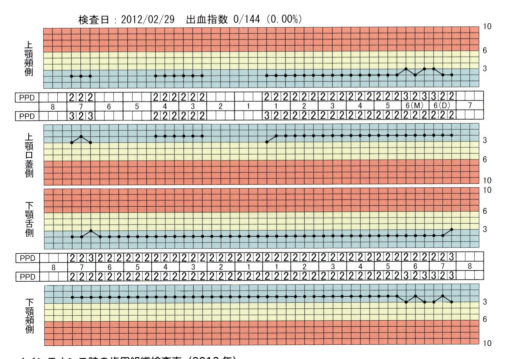

検査日：2012/02/29　出血指数 0/144（0.00%）

メインテナンス時の歯周組織検査表（2012 年）
上顎残存歯の PPD は 2 ～ 3mm に改善した．

症例 ❻　インスツルメンテーションを学ぶ

患　者：Sさん（男性，40歳）

初　診：2004年10月

主　訴：歯周病を治したい．

現　症：下顎前歯部と上顎左側臼歯部に歯石の沈着が認められた．喫煙の影響で歯肉が暗褐色に変化していた．

歯科既往歴：3カ月前から上下顎前歯部の動揺を自覚．

家族歴：2003年に父親が脳梗塞を発症する．

喫煙習慣：なし．喫煙歴は20年間（1日約20本の喫煙）に及ぶが，2003年から自主的に禁煙に取り組む．

診査所見：全顎的なPPDは3〜10mm，動揺度は0.5〜3度

エックス線写真所見：上下顎前歯部，下顎右側小臼歯部に垂直性骨吸収と水平性骨吸収が認められた．

診　断：慢性歯周炎

📝 治療経過

2004年

診査，診断後に歯周基本治療を開始．ブラッシング指導を3カ月間行い，歯肉の炎症が軽減した．
SRPを行い，Sさんは1日2〜3回10分のブラッシングを継続した．
担当歯科医が全顎的な歯内療法を行った．

2005〜2006年

左上6番の歯根を分割して，右上欠損部に口蓋根を移植し，矯正専門医が全顎的な矯正治療を行った．
保存不可能な右下6番の遠心根を抜歯した．

全顎的なPPDは2〜5mmに改善し，歯周基本治療の効果で歯肉の色調に変化がみられた．

歯科衛生士歴
16年目

2007年

上下顎残存歯の永久固定のため，クロスアーチのフルブリッジを製作した．
補綴治療後にSPTに移行し，1カ月リコールで経過観察を行った．

2010年

1カ月間隔のリコールでSPTを継続．
全顎的なPPDは2〜4mmに保たれた．

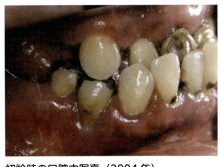
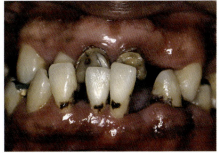
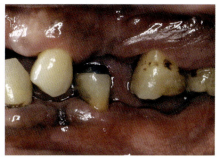

初診時の口腔内写真（2004 年）
20 年間の喫煙の影響で歯肉は暗褐色になっていた．

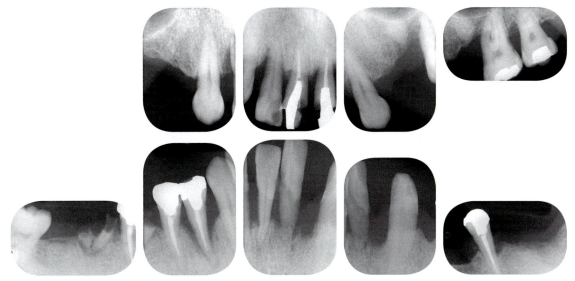

初診時のエックス線写真（2004 年）
全顎的に高度の歯槽骨吸収が認められた．

検査日：2004/10/26　出血指数 71/108（65.74%）

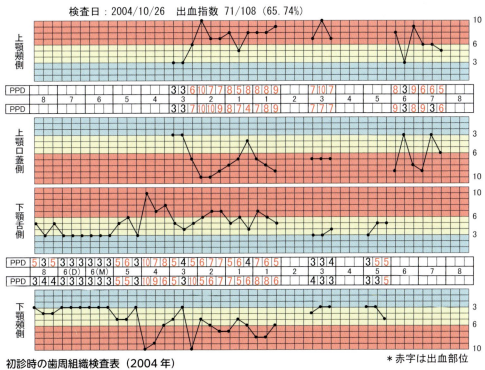

＊赤字は出血部位

初診時の歯周組織検査表（2004 年）
上下顎前歯部と下顎右側小臼歯部，上顎左側臼歯部に深い歯周ポケットが形成されていた．

グレーシーキュレットのインスツルメンテーションについて

　グレーシーキュレットを使う際は，刃部の根面への届かせ方や動かし方とあわせて，インスツルメンテーション（器具操作）[21]時の側方圧（刃部を歯面に当てる時の圧力）[22]をコントロールする必要があります．

　Sさんの残存歯の根面には硬い縁下歯石が多量に沈着していたため，「中程度」から「力強い」側方圧[23]を加えながら，グレーシーキュレットを前腕回転運動[24]で動かすインスツルメンテーションを行いました．（詳しくは拙書『ステップアップ歯科衛生士　根分岐部病変に挑戦！プラークコントロールとデブライドメント』（医歯薬出版，2015）p.80〜84をご参照ください）

　根面に強固に沈着している歯石を除去すると，刃部の切縁はすぐに摩耗するので，"切れない"と感じたらその都度シャープニングを行うことが大切です[25][26]．

　Sさんの場合，SRPに対して歯周組織は良好な反応を示し，歯周基本治療と矯正治療，歯の移植などの咬合治療を併用して，歯周病が改善しました．

上下顎前歯部の歯肉の変化

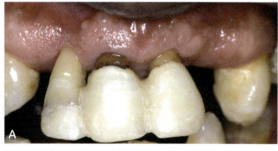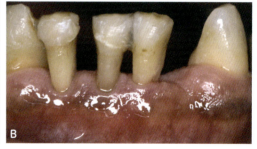

歯周基本治療後の口腔内写真（2006年）
歯周基本治療の効果で歯肉の色調はややピンク色に変化した．

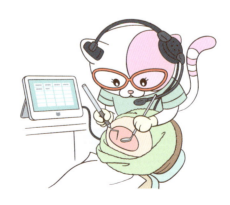

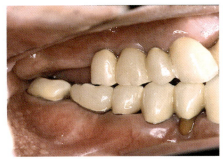
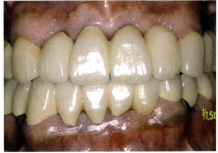
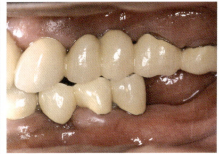

SPT 時の口腔内写真（2007 年）
歯周基本治療と矯正治療，咬合治療を行い，歯周病が改善した.

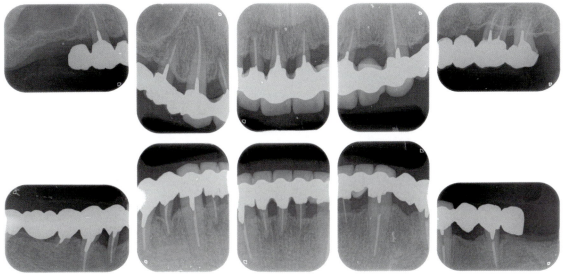

SPT 時のエックス線写真（2007 年）
全顎的に歯槽骨の改善が認められた.

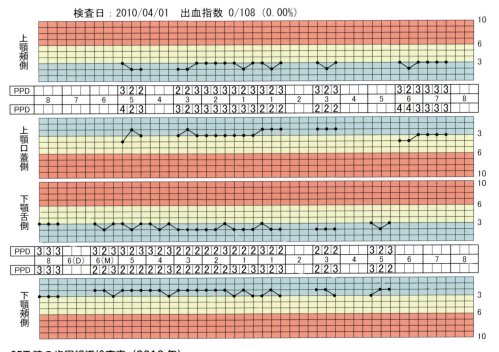

SPT 時の歯周組織検査表（2010 年）
歯周ポケットの深さは全顎的に 4mm 以下に変化した.

症例 7　臨床経験から学ぶ

患　者：Hさん（女性，45歳）

初　診：2009年11月

主　訴：左下の歯が自然に抜けたので，歯を入れてほしい.

現　症：下顎前歯部と上下顎左右側小臼歯部に歯肉退縮が認められた．口臭を自覚.

歯科既往歴：他院に通院していたが，残存歯の自然脱落後に部分床義歯を製作する予定で，経過観察を行っていた.

全身既往歴：全身疾患なし

家族歴：特記事項なし

喫煙習慣：なし

診査所見：全顎的なPPDは2〜10mm，動揺度は1〜3度

エックス線写真所見：全顎的に高度な歯槽骨吸収と上顎左側6番と下顎左側7番に根分岐部病変（Lindheの分類Ⅲ度）が認められた.

診　断：慢性歯周炎

治療経過

2009年

診査，診断後に歯周基本治療を開始.
ブラッシング指導とSRPを行った.
Hさんは1日3回10分のブラッシングを継続.
担当歯科医が左上6番のルートリセクション[27]を行った.

2010年

左下7番のルートリセクションを行った.
歯周基本治療後，保存不可能な右上7番の抜歯と，右上4番の外科手術を行った．全顎的なPPDは2〜3mmに改善した.

歯科衛生士歴
20年目

2011年

上下顎残存歯の永久固定のためクロスアーチのフルブリッジを製作した.
補綴治療後にSPTに移行，1〜2カ月リコールで経過観察を行った.

2012年

3カ月リコールを継続し，プラークコントロールは良好に保たれた.
エックス線検査で全顎的に歯槽骨の安定が認められた.

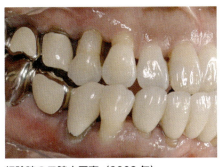
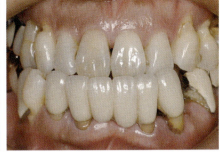
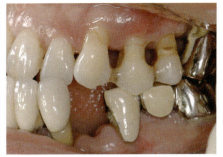

初診時の口腔内写真（2009 年）
下顎前歯部と上下顎左右側小臼歯部に歯肉退縮が認められ，下顎左側 4 番は自然脱落した．

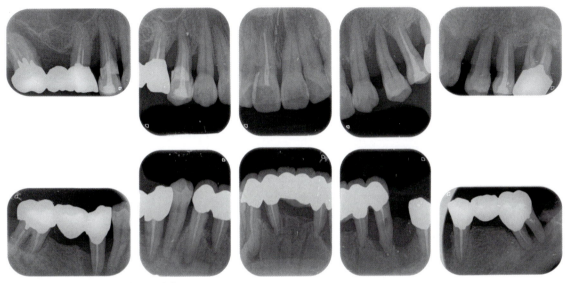

初診時のエックス線写真（2009 年）
全顎的に進行した歯槽骨吸収と上顎左側 6 番と下顎左側 7 番に根分岐部病変が認められた．

検査日：2009/11/14　出血指数 55/126（43.65%）

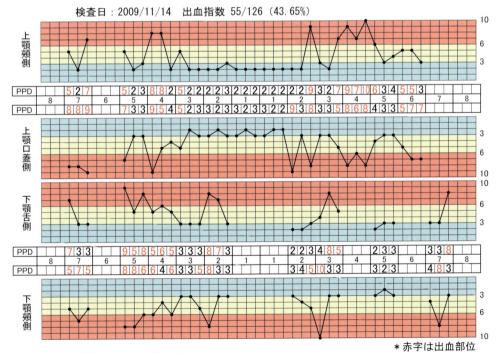

＊赤字は出血部位

初診時の歯周組織検査表（2009 年）
全顎的に深い歯周ポケットが形成されていた．

経験から学ぶこと

　症例1の失敗から16年後，筆者は歯周病が全顎的に進行しているHさんの担当になりました．重度の歯周病の場合，歯の動揺，歯肉腫脹，歯肉からの排膿などの症状に目を奪われがちになりますが，基本に沿って丁寧に歯周治療を行うことが大切です．

　この時筆者は，切れるグレーシーキュレットを使って得たさまざまな経験（症例1～6で紹介したほかに，患者さんとの対話の大切さ，モチベーションの考え方，プローブや歯ブラシの使い方，歯肉の観察の仕方，オーラルフィジオセラピー[28] についてなど，本書では紹介しきれなかったたくさんのことを学びました）を活かして，歯周基本治療に取り組みました．

　Hさんの場合は，進行した根分岐部病変があった大臼歯のルートリセクション，保存不可能な上顎右側7番の抜歯，解剖学的形態が複雑な上顎右側4番の歯周外科手術を行いましたが，ほかの部位の歯周病は歯周基本治療で改善しました．

下顎右側臼歯部の歯槽骨の変化

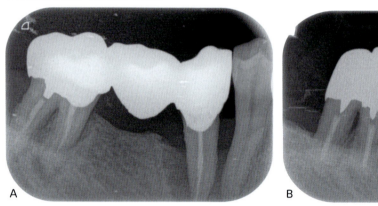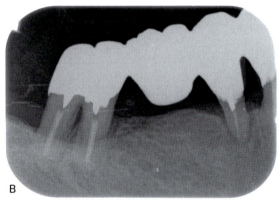

初診時（2009年）とSPT時（2012年）のエックス線写真
A：初診時（2009年）．下顎右側5番に高度の歯槽骨吸収が認められた．
B：SPT時（2012年）．歯周基本治療と自然挺出を行い下顎右側5番を保存した．

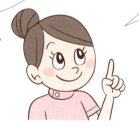

臨床では，嬉しいことがあったり，悩む時もあるけど

失敗を含めたすべての経験は"できる自分"への過程なの．

"私はできる"と信じて，前向きにステップアップしてね

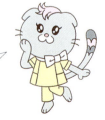

はーい

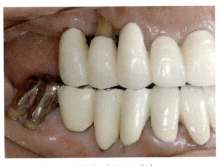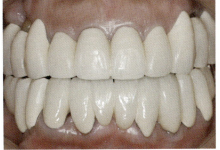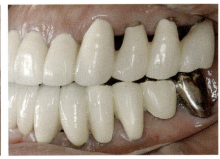

SPT 時の口腔内写真（2011 年）
歯肉の炎症は改善し，SPT で治療効果を維持した．

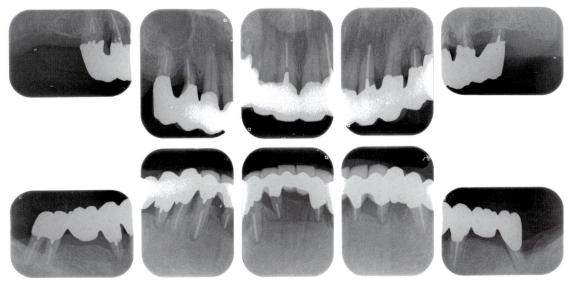

SPT 時のエックス線写真（2011 年）
初診時に認められた骨透過像が変化した．

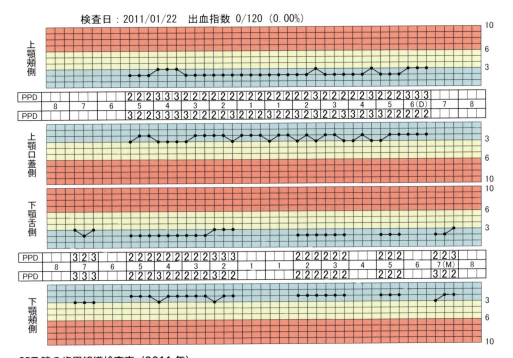

SPT 時の歯周組織検査表（2011 年）
全顎的に歯周ポケットの深さは減少した．

参考文献

1) 特定非営利活動法人日本歯周病学会：歯周病学用語集　第 2 版. 医歯薬出版，東京，2013，81.

2) 沼部幸博：歯周病学サイドリーダー　第 3 版. 学建書院，東京，2008，73.

3) 特定非営利活動法人日本歯周病学会：歯周病学用語集　第 2 版. 医歯薬出版，東京，2013，86.

4) Sherry Burns/ 熊谷 崇（校閲）：シェリー・バーンズのペリオ急行へようこそ！―非外科的歯周治療ガイド―. 医歯薬出版，東京，2004，71-76.

5) 小野澤直子：これさえマスターすれば大丈夫！器具に合わせたシャープニングの実際（1）グレーシーキュレット編. デンタルハイジーン，34（11）：1156，2014.

6) 佐々木妙子：グレーシーキュレットのシャープニングを再考する〈前編〉シャープニング後の器具内角について. デンタルハイジーン，30（8）：782-783，2010.

7) 特定非営利活動法人日本歯周病学会：歯周病学用語集　第 2 版. 医歯薬出版，東京，2013，43，54.

8) 特定非営利活動法人日本歯周病学会：歯周病学用語集　第 2 版. 医歯薬出版，東京，2013，100.

9) 特定非営利活動法人日本歯周病学会：歯周病学用語集　第 2 版. 医歯薬出版，東京，2013，92.

10) 佐藤昌美：ステップアップ歯科衛生士　根分岐部病変に挑戦！プラークコントロールとデブライドメント. 医歯薬出版，2015，7-9.

11) 特定非営利活動法人日本歯周病学会：歯周病学用語集　第 2 版. 医歯薬出版，東京，2013，87.

12) 特定非営利活動法人日本歯周病学会：歯周病治療の指針 2015. 医歯薬出版，東京，2016，56-57.

13) Bowre RC：Furcation morphology relative to periodontal treatment. Furcation entrance architecture. J Periodontal, 50（1）：23-27, 1979.

14) 佐藤昌美：ステップアップ歯科衛生士　根分岐部病変に挑戦！プラークコントロールとデブライドメント. 医歯薬出版，2015，42-43.

15) 特定非営利活動法人日本歯周病学会：歯周病学用語集　第 2 版. 医歯薬出版，東京，2013，2.

16) 全国歯科衛生士教育協議会（編）：榊原悠紀田郎，成田むつ，高山陽子：歯科衛生士教本　予防的歯石除去法. 医歯薬出版，東京，1983，55，139-141.

17) 佐々木妙子：歯科衛生士のためのクリニカルインストルメンテーション. クインテッセンス出版，東京，2005，58-60.

18) Esther M.Wilkins/ 遠藤圭子，中垣晴男，西真紀子，眞木吉信，松井恭平，山根 瞳，若林則幸（監訳）：ウィルキンス 歯科衛生士の臨床　原著第 11 版. 医歯薬出版，東京，2015，88-90.

19) 小川鑛一：イラストで学ぶ看護人間工学. 東京電機大学出版局，東京，2008，1-2.

20) 小川鑛一，佐々木妙子：歯科衛生士のための人間工学入門〜患者さんと自分のからだを守る〜 12）モーションと人間工学. デンタルハイジーン，32（12）：1304，2012.

21) 沼部幸博（監修），伊藤 弘，藤橋 弘，安生朝子，長谷ますみ，田島菜穂子，風見健一：歯科衛生士臨床のための Quint Study Club　プロフェッショナルケア編① 新人歯科衛生士のためのペリオドンタルインスツルメンテーション　ハンド＆超音波スケーラーの基本操作とシャープニングテクニック. クインテッセンス出版，東京，2008，12-13.

22) Esther M.Wilkins/ 遠藤圭子，中垣晴男，西真紀子，眞木吉信，松井恭平，山根 瞳，若林則幸（監訳）：ウィルキンス 歯科衛生士の臨床　原著第 11 版. 医歯薬出版，東京，2015，543.

23) Fermin A.Carranza, Jr./ 原 耕二（訳）：グリックマン臨床歯周病学　第 6 版. 西村書店，新潟，1993，633-634.

24) 仲谷 寛，清信浩一，大澤銀子，高柳峰子：スケーリング＆ルートプレーニング. 学建書院，東京，2006，51-52.

25) Esther M.Wilkins/ 遠藤圭子，中垣晴男，西真紀子，眞木吉信，松井恭平，山根 瞳，若林則幸（監訳）：ウィルキン

ス 歯科衛生士の臨床　原著第 11 版. 医歯薬出版, 東京, 2015, 550.

26) 伊藤輝夫（監訳），國崎 拓（訳）：シャープニングースマートに，鋭くーキュレットとスケーラーを研磨するための実用書. クインテッセンス出版, 東京, 1984, 7-12, 27.

27) 加藤 凞：新版　最新歯周病学. 医歯薬出版, 東京, 2014, 262.

28) 佐藤昌美：ステップアップ歯科衛生士　根分岐部病変に挑戦！プラークコントロールとデブライドメント. 医歯薬出版, 東京, 2015, 62.

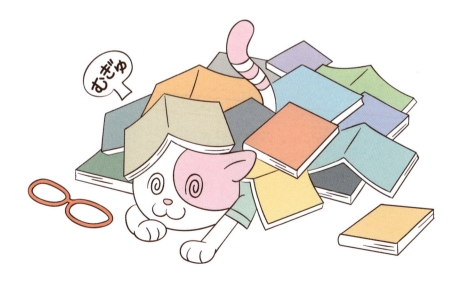

エピローグ

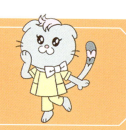

スラッジ教授
よくここまで頑張ったね. ミス ニャーカンサス

ニャーカンサス
もう終わり？

Dr. シャンク
いいえ，ここからがスタート，スキルアップの始まりです

Dr. ブレード
練習を続けながら，シャープニングのスキルを身につけてください

ニャーカンサス
ひとりで練習するの？

ハイジニャン
ひとりじゃないわ.
チェックリストの項目を1つひとつ確認して，繰り返し練習するの.
『継続は力なり』よ

ニャーカンサス
『継続は力なり』って？

Dr. シャンク
続けることの大切さを述べた格言です

Dr. ブレード
たゆまず，くじけず，前向きに練習を積み重ねてください.
ニャーカンサスさん

ハイジニャン
"私はできる"よ，ニャーカンサス

スラッジ教授
スキルアップのために諦めずに取り組み続けること，その
ことが素晴らしい能力なのだよ，ミス ニャーカンサス

ニャーカンサス
はい，教授！

チェックリスト

シャープニングをする手順にあわせて確認してみましょう

【チェック項目】	【確認ページ】
☑ シャープニングができる自分を思い浮かべることはできますか？	（ p.36 ）
☑ 刃部の原型を正確に頭の中に描けますか？	（ p.36 ）
☑ 感染予防はしましたか？	（ p. viii ）
☑ スケーラーと砥石，テスターは滅菌していますか？	（ p. viii ）
☑ グレーシーキュレットと刃部の構造を理解しましたか？	（ p. 6 ）
☑ 第1シャンクに対する刃部の上面（フェイス）の角度を理解しましたか？	（ p. 8 ）
☑ 刃部の側面と先端の切縁の角度を理解しましたか？	（ p.12 ）
☑ 刃部の側面と先端に対するそれぞれの砥石の角度を理解しましたか？	（ p.28，30 ）
☑ シャープニングをする姿勢は適切ですか？	（ p.16 ）
☑ 身体に余計な力が入っていませんか？	（ p.16 ）
☑ 刃部の切縁と非切縁を見分けられますか？	（ p. 6 ）
☑ 切縁の切れる・切れないを点検できますか？	（ p. 4 ）
☑ グレーシーキュレットの持ち方は適切ですか？	（ p.16 ）
☑ 砥石の準備と持ち方は適切ですか？	（ p.14，16 ）
☑ 第1シャンクに注目していますか？	（ p.24 ）
☑ 刃部の上面（フェイス）は床と平行になっていますか？	（ p.26 ）
☑ 側面へ砥石を当てる角度は適切ですか？	（ p.28 ）
☑ 先端へ砥石を当てる角度は適切ですか？	（ p.30 ）
☑ 砥石に加える圧を側面と先端で加減していますか？	（ p.18 ）
☑ 砥石の動きはダウンストロークで終わりましたか？	（ p.18 ）
☑ 刃部全体をシャープニングしましたか？	（ p.32 ）
☑ シャープニング後の切縁全体は鋭いですか？	（ p. 4，45 ）
☑ 切縁の"バリ"と背面の尖りを確認しましたか？	（ p.32 ）
☑ 刃部の原型は保たれていますか？	（ p.32 ）

付録　ダブルチェック

ダブルチェックってなに？

ミスをしないために，大事なことを2人で再確認することだよ．次の質問にまず答えて，わからない部分があったら第1部のStep1〜6に戻って確かめなさい

1 グレーシーキュレットの一般的な特徴を3つあげてみましょう．

2 刃部と頸部の名称を記入してみましょう．

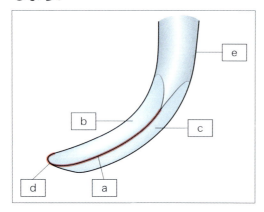

3 第1シャンクに対する刃部の上面（フェイス）の角度は何度ですか？

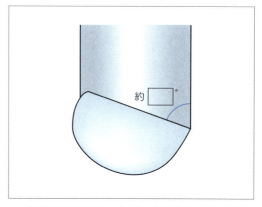

約 ☐°

4 刃部の上面（フェイス）を床に対して平行にします．

Q 一般的な切縁の角度（内角）は何度ですか？

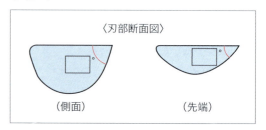

〈刃部断面図〉

（側面）　　　（先端）

5 側面の切縁を70°にする場合、シャープニング時の上面（フェイス）に対する砥石の角度（外角）は何度ですか？

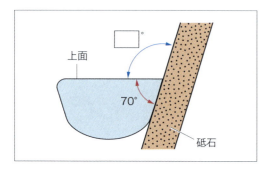

上面
70°
砥石

6 先端の切縁を45°にする場合、シャープニング時の上面（フェイス）に対する砥石の角度（外角）は何度ですか？

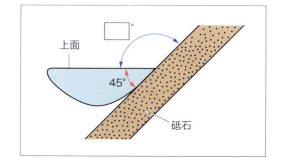

上面
45°
砥石

シャープニングをする時の刃部の上面（フェイス）に対する砥石の角度をチェックしましょう

グレーシーキュレットを左手，砥石は右手に持って，第1シャンクを目印にするのね！

側面をシャープニングする時の第1シャンクと砥石の位置（切縁70°）

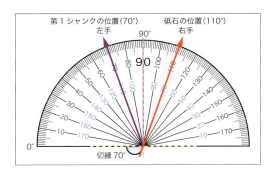

先端をシャープニングする時の第1シャンクと砥石の位置（切縁45°）

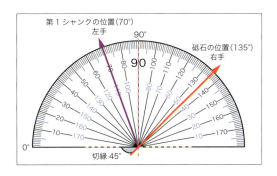

分度器の図に，正面から見た刃部の側面と先端の断面図を当てはめています．第1シャンクと砥石の位置を，それぞれ確認してください

第1シャンクと砥石の角度（内角70°と内角45°）

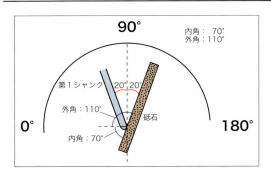

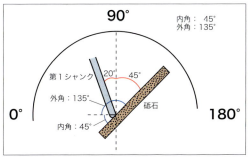

解答

1 部位特定型

刃部が第 1 シャンクに対して約 70° 傾いている

刃部の片側のみに切縁がある

2 a：切縁　b：上面（フェイス）　c：側面　d：先端　e：第 1 シャンク

3 約 70°

4 側面：70°〜80°　先端：約 45°

5 110°

6 135°

質問に答えられましたか，ニャーカンサスさん

えーと……

繰り返し第 1 部を読みましょうね，ニャーカンサス

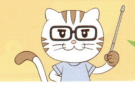

本書で使用している器材

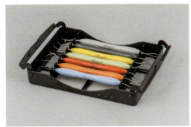

ＬＭグレーシーキュレット（ＬＭインスツルメンツ社）

耐摩耗性と耐腐食性に優れた材質です．ハンドル部はシリコン製でカラーコード化されています．主に本書の第1部で使用しています．

【滅菌方法】

高圧蒸気滅菌が適切な滅菌方法です．詳細はメーカーにお問い合わせください．

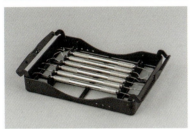

LT グレーシーキュレット（プレミア社）

硬度，耐蝕性，耐摩耗性に優れた材質です．ハンドル部は，錆びないステンレス製です．主に本書の第2部で使用しています．

【滅菌方法】

高圧蒸気滅菌が適切な滅菌方法です．詳細はメーカーにお問い合わせください．

白水貿易株式会社　提供
http://www.hakusui-trading.co.jp

シャープニングストーン (SHARPENING STONE)

形状は丸みのある独特のウェッジタイプで，刃の内面（上面：フェイス）の"まくれ"もきれいに研磨できます．

【滅菌方法】

高圧蒸気滅菌が可能です．メーカーでは140度以下の滅菌を推奨しているため，乾燥工程で140度を超えるタイプの場合は，乾燥工程を省いてください．
※グルタラール製剤などの消毒液でも消毒可能です．

株式会社ジーシー　提供
http://www.gcdental.co.jp

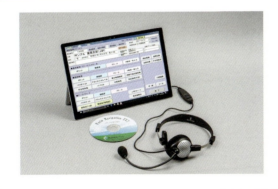

歯周検査ソフトウエアペリオナビゲーション EX2（企画・設計 株式会社 FOD／プログラム開発 株式会社 DSC）

保険診療から歯周病研究まで，目的や機能に応じたバージョンが選べる歯周検査用ソフトウエア（日本歯周病学会のガイドラインに準じ，学会資格認定の申請に対応）です．ヘッドセットマイクを使った音声入力が可能で，優れた音声認識機能により一人で効率的，衛生的に検査と記録ができます．
本書の第3部で使用しています．

株式会社 FOD 提供
http://fod.jp.net

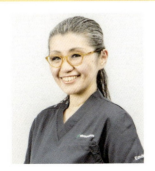

医療用スクラブ（医療用白衣）

本書の写真撮影で，ストローマン・ジャパン作製のスクラブを着用しました．

ストローマン・ジャパン株式会社　提供
http://www.straumann.jp

謝辞

本書を執筆するにあたり，下記の皆様にご指導，ご協力を承りました（五十音順）.

医療法人社団 池田歯科クリニック　池田雅彦先生，池田和代先生，歯科衛生士の山本綾子様，
　スタッフの皆様

倉治歯科医院　倉治 隆先生

神戸常盤大学口腔保健学科教授　原 久美子先生

株式会社ジーシー　藤原由紀子様，スタッフの皆様

株式会社ＦＯＤ 代表取締役　漆原譲治様

ストローマン・ジャパン株式会社　金塚 聖様

白水貿易株式会社　杉澤 透様，横山沙織様，スタッフの皆様

日本歯科大学生命歯学部歯周病学講座教授　沼部幸博先生

その他

青木出版工房　青木 勉様

医歯薬出版株式会社　猪瀬 学様，岩本祐輔様，増田真由子様

イラストレーター　サンゴ様

デザイナー　solo 様

有限会社中野スタジオ　中野昭夫様

多くの皆様のご協力と応援のもと，本書をまとめることができました.

また，本書の執筆中にシャープニングセミナーをさせていただきました.

あおやぎ歯科クリニック　青柳博樹先生，歯科衛生士の皆様

医療法人社団 聖徳会 玉川歯科　玉川博文先生，歯科衛生士の皆様

医療法人社団 澪和会 百合が原いとう歯科クリニック　長野慎吾先生，歯科衛生士の皆様

ちかま歯科クリニック　近間恭子先生，歯科衛生士の皆様

に心からお礼申し上げます.

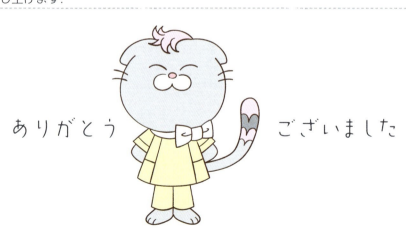

ありがとう　　ございました

おわりに　〜シャープニングは楽しい！〜

　筆者は 2015 年に『ステップアップ歯科衛生士　根分岐部病変に挑戦！プラークコントロールとデブライドメント』と題する著書を上梓する機会を得ました．その際，スキルの部で取りあげたグレーシーキュレットのシャープニングをもとにしてまとめたのが本書の内容です．

　シャープニングの技術は歯周治療に関わる歯科衛生士になくてはならないスキルですが，シャープニングをする時の器具の持ち方や動かし方はさまざまで，人それぞれの方法があります．実際，筆者は何をしたらよいのか，どうしたらよいのかずいぶん迷いました．

　筆者の場合，グレーシーキュレットのシャープニングをマスターするのは容易ではなく，時間もかかりました．シャープニングをマスターするために大切なのは，グレーシーキュレットの特徴を知ること，器具の使い方の基本を理解すること，自分がしやすいシャープニングの方法を選ぶこと，そして諦めずに練習を繰り返すことです．

　本書の第 1 部の 7 つの Step は，切れるスケーラーを作るシャープニングの基礎になります．それぞれの Step を順序に従って理解して，第 2 部で自分のスキルにしてください．本書ではその過程を楽しく学べるように，筆者の新しい家族テトラ（スコティッシュフォールド・♀），倉治家のニャー（スコティッシュフォールド・♂），沼部家の双子のチャチャとココ（茶トラ・♂）をモデルにしたキャラクターを作りました．この場をお借りして，協力して頂いた倉治　隆先生と沼部幸博先生に心からお礼申し上げます．

　前著と同じく，本書も企画から完成まで多くの皆様にご尽力いただき，チームで製作していますが，本書には筆者の個人的な体験や若干の意見が含まれています．内容についてお気付きの点があればご指摘をいただきたいと思います．

　本書の刊行にあたり，闘病中の父を支えている母と妹，愛猫ディルとテトラに心から感謝します．

　シャープニングの楽しさを実感するのは，切れるスケーラーで SRP をした時です．スキルアップの効果を臨床で体験した時，皆さんは筆者と同じように "シャープニングは楽しい！" と思うでしょう．本書が少しでも皆さんのお役に立ちましたら幸いです．

2017 年 5 月

—歯科衛生士 2 7 年目の年に—

池田歯科クリニック　歯科衛生士　佐藤 昌美

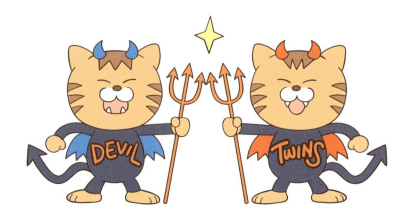

【著者略歴】

佐 藤 昌 美（さ とう まさ み）

1991年　北海道医療大学歯学部附属歯科衛生士専門学校卒業
1991年　池田歯科クリニック勤務（札幌市）
2007～2012年　中国ハルピン医科大学第4病院口腔医療センター臨床客員教師
2008年　第51回春季日本歯周病学会学術大会にてベストハイジニスト賞受賞
2009年　武蔵野大学通信教育部人間科学部人間科学科卒業
2010年　第96回アメリカ歯周病学会共催日本歯周病学会2010年大会
　　　　　JSPポスター歯科衛生士部門にて優秀賞受賞
2011年　武蔵野大学大学院通信教育部人間学研究科人間学専攻修士課程修了
　　　　　（2011年3月人間学修士号取得）
2012年　第98回アメリカ歯周病学会共催日本歯周病学会2012年大会
　　　　　JSPポスター歯科衛生士部門にて優秀賞受賞
2016年　第102回アメリカ歯周病学会共催日本歯周病学会・日本臨床歯周病学会2016年大会
　　　　　JSP/JACPポスター Dental Hygiene部門にて優秀賞受賞
　　　　　現在に至る

【所属団体】
　日本歯周病学会/日本歯周病学会認定歯科衛生士
　日本臨床歯周病学会/日本臨床歯周病学会認定歯科衛生士

池田歯科クリニック
〒060-0001
札幌市中央区北1条西3　札幌中央ビル9階
011-241-4180

ステップアップ歯科衛生士
7Step で挑戦！
ザ・シャープニング　　　　　　　　　　ISBN978-4-263-42227-4

2017年5月20日　第1版第1刷発行

著　者　佐 藤 昌 美
発行者　白 石 泰 夫
発行所　医歯薬出版株式会社
〒113-8612　東京都文京区本駒込1-7-10
TEL.（03）5395-7638（編集）・7630（販売）
FAX.（03）5395-7639（編集）・7633（販売）
http://www.ishiyaku.co.jp/
郵便振替番号 00190-5-13816

乱丁，落丁の際はお取り替えいたします　　　印刷・木元省美堂／製本・愛千製本所
© Ishiyaku Publishers, Inc., 2017. Printed in Japan